AF451253

El cerebro que aprende
Neurociencias y educación

Rafael Martínez Mori

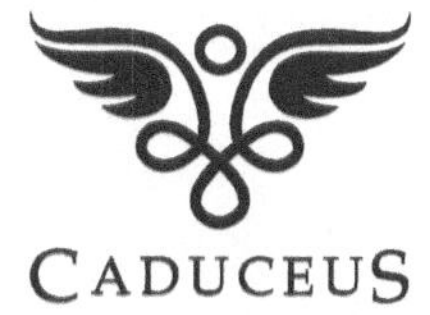

CADUCEUS

EL CEREBRO QUE APRENDE
Neurociencias y educación
© Rafael Martínez Mori

Editado por: Corporación Ígneo, S.A.C.
para su sello editorial Caduceus
Av. Arequipa 185 1380, Urb. Santa Beatriz. Lima, Perú
Primera edición, agosto, 2023

ISBN: 978-612-49051-9-3
Impresión bajo demanda

Hecho el Depósito Legal en la Biblioteca Nacional del Perú N° 2023-04680
Se terminó de imprimir en agosto del 2023 en:
ALEPH IMPRESIONES SRL
Jr. Risso Nro. 580 Lince, Lima

www.grupoigneo.com
Correo electrónico: contacto@grupoigneo.com
Facebook: Grupo Ígneo | Twitter: @editorialigneo | Instagram: @grupoigneo

Contenido

Introducción

Educación proviene del sustantivo latín *educatio* ('crianza, entrenamiento'), el cual guarda sincronía con los verbos *educare* ('criar, orientar, alimentar') y *exducere* ('revelar hacia el exterior, exportar').

Educare denota una acción ejercida sobre el alumno y *exducere* la correspondiente actuación del pupilo. Por tanto, la educación es un proceso bidireccional compuesto de un aporte (*input*) estándar que, una vez procesado, tendrá la respuesta (*output*) propia y única de cada persona.

Orientación, entrenamiento y formación son los elementos del proceso educativo, cuyo fin último es lograr que un individuo pueda llegar a ser el que tiene que ser.

Esto es lo conocemos como autorrealización, término popularizado por Abraham Maslow en su conocido modelo de «Jerarquía de las necesidades humanas», en el cual propone los requerimientos que deben ser satisfechos para que una persona concrete en obras el máximo de su potencial. Visto así, la educación es un camino para desarrollo del mundo interno, y luego expresión hacia lo externo en capacidades y actitudes que él o ella irá conociendo a lo largo de su vida.

¿Quién es este estudiante?

La palabra 'estudiante' es un derivado del latín *studium/studere* y el verbo *studere*, palabras que significan 'aplicación, cuidado, dedicación, afán', con *(s)teu* siendo su raíz indoeuropea, la cual significa 'empujar'. Otra palabra que utilizamos para referirnos a la persona que estudia es 'alumno', la cual proviene del sustantivo latín *alumnus/alumni*. Y ¿de dónde proviene *alumnnus*? Pues de *alére*, palabra en latín relacionada con los significados 'alimentar, cultivar, nutrir'. Concluimos, pues, que el alumno es aquella persona que con dedicación y afán cultiva su mundo interno con conocimiento y sabiduría, para luego aportar a la sociedad.

Entornos de aprendizaje ideales

Uno de los objetivos de este libro es indagar sobre aquellos factores que favorezcan el desarrollo integral de los estudiantes. Para esto, existen algunas estrategias plenamente establecidas para aumentar la efectividad de los entornos educativos, iniciando con un desayuno adecuado,[1] recibir un ejercicio físico óptimo[2] y tener suficiente sueño durante la noche.[3] Establecer una relación positiva entre estudiantes y maestros también resulta ser parte fundamental de la enseñanza y aprendizaje de calidad.

La habilidad de los niños se construye sobre características tales como cognición y atención, así como las relaciones e interacciones del entorno y el neurodesarrollo a través de un proceso dinámico de interacción entre el niño y su medio. Sobre estos cimientos opera la toma de decisiones.

1. Hackman, D. A., Farah, M. J., & Meaney, M. J. (2010). Socioeconomic status and the brain: mechanistic insights from human and animal research. *Nature reviews neuroscience*, *11*(9), 651-659.
2. Erickson, K. L., Voss, M. W., Prakash, R. S., Basak, C., Szabo, A., Chaddock, L., ... Kramer, A. F. (2011). Exercise training size of hippocampus and improves memory. *Proceedings of the National Academy of Sciences of the United States of America*, *108*(7), 3017–3022.
3. Wilhelm, I., Diekelmann, S., & Born, J. (2008). Sleep in children improves memory performance on declarative but not procedural tasks. *Learning & Memory, 15*, 373–377.

Toma de decisiones

Áreas mediales frontales, corteza prefrontal ventromedial y la corteza orbitofrontal medial están cercanamente asociadas con la fisiología de la búsqueda de recompensas y la toma de decisiones. La corteza orbitofrontal le envía *inputs* a la corteza del cíngulo anterior sobre la valoración de estímulos con respecto a desenlaces (si se obtiene o no la recompensa), así como la valoración de esta recompensa.

Imaginación

La mayoría de las descripciones psicológicas de la imaginación pueden ser vistas como teorías de procesos en los cuales ocurre una ruptura en el flujo de pensamiento o en la manera en la que uno se relaciona con la realidad. La imaginación puede ser vista como una excursión, un proceso que crea bucles fuera del presente, del aquí y ahora de las experiencias conectadas a la realidad, y puede ser interpretada como una forma de expansión de la experiencia humana.

La imaginación involucra una forma de pensamiento prelógico y parece abrir un espacio diferente, una modalidad de pensamiento distinta la cual eventualmente termina y la persona «regresa» a la realidad. Se ha descrito un vínculo entre la imaginación, la memoria episódica y el comportamiento orientado a metas ya que tanto el lóbulo temporal medial como la corteza prefrontal parecen estar involucradas en la imaginación de sucesos en el futuro.[4]

El enfoque de Vygotsky a la imaginación es que surge a partir de una disyunción del flujo normal de experiencia, y es un

---

4. Addis, D. R., Wong, A. T., & Schacter, D. L. (2007). Remembering the past and imagining the future: Common and distinct neural substrates during event construction and elaboration. *Neuropsychologia*, 45, 1363-1377.

componente importante en el desarrollo y una manera de expandir la experiencia propia. La imaginación sigue un patrón de desarrollo: el niño primero interactúa con el mundo social y progresivamente internaliza lenguaje, conceptos, categorías, etc. A un nivel sencillo, el juego con la imaginación le permite al niño separar el nombre de un objeto, pudiendo cambiar el significado. Por ejemplo, un palo de madera puede ser llamado un «caballo» para que el niño galope. En ese sentido, **la acción precede al significado** y la imaginación es prelógica. La capacidad de desconectar palabras de sus significados entonces crea potencial para explorar nuevas combinaciones más allá de lo que el niño podría normalmente experimentar.

La imaginación también está llena de experiencias sociales, por ejemplo, cuando el niño juega a ser papá, doctor, bombero, etc. De esta manera, la imaginación parece ser una máquina de procesamiento general de información. Además, como la imaginación permite revivir escenas sin las restricciones de la realidad, puede permitirle a uno cierta libertad contra tensiones internas y deseos frustrados. No se considera que la imaginación sea un lugar, sino más bien una modalidad de experimentación.

La importancia del juego

Existe una gran palestra de estudios que demuestran los beneficios de un estilo de aprendizaje cooperativo rico en juegos.[5] Los juegos pueden gatillar respuestas emocionales si es que llama toda la atención del niño, utilizando fuertemente el sistema de recompensa, así como el sistema social si es que la actividad involucra más de una persona. En este y más entornos, mucho del aprendizaje es

---

5. Hromek, R., & Roffey, S. (2009). Promoting social and emotional learning with games: «It's fun and we learn things». *Simulation & Gaming*, 40(5), 626–644.

«implícito» en el sentido que ocurre en el cerebro aún sin atención o conciencia de lo que está siendo aprendido.[6]

Educación positiva

La meta de la «educación positiva» es maximizar la cantidad de emociones positivas en el entorno de aprendizaje,[7] entendiéndose por «positivas» aquellas que favorezcan la paz, armonía y modalidad parasimpática del sistema nervioso, la cual es característica de entornos favorables para el aprendizaje. La educación positiva está derivada de la «psicología positiva», una disciplina dentro de la Psicología que se enfoca en las fortalezas, emociones positivas, relaciones beneficiosas y sentimientos de satisfacción de los individuos, así como que llama la atención de las personas y crea significado dentro de sus vidas.[8]

De esta manera, una educación positiva no es únicamente intelectual, sino que aborda el involucramiento del sistema emocional para darle una carga afectiva al momento de aprendizaje. Entendemos pues, de esta manera, a la educación como un proceso integral en el sistema nervioso, el cual involucra la corteza cerebral, sistema emocional e incluso estructuras más profundas tales como los ganglios basales y conexiones aún más primitivas en el organismo humano.

Efectos socioeconómicos sobre el desarrollo cerebral

Si bien se trata de un tema sensible y comprensiblemente controversial, es preciso expresar que factores socioeconómicos pueden

6. Johnstone, T., & Shanks, D. R. (2001). Abstractionist and processing accounts of implicit learning. *Cognitive psychology*, *42*(1), 61-112.
7. Jacobs, G. M., & Renandya, W. A. (2019). Positive Education: A New Way to Look at Learning. In *Student Centered Cooperative Learning* (pp. 99-110). Springer, Singapore.
8. Jacobs, G. M., & Renandya, W. A. (2019). Alternative assessment. In Student centered cooperative learning. *Springer briefs in education*. Singapore: Springer.

ser responsables de aproximadamente 20 % de la varianza en coeficiente intelectual en niños.[9] Se estima además que **para la edad de 5 años la pobreza crónica está asociada a una reducción de entre 6 a 13 puntos en el CI.**[10,11]

A su vez, se ha mostrado que los factores socioeconómicos guardan relación con el grosor cortical, en particular siendo afectadas áreas que aportan al procesamiento lingüístico (cortezas perisilvianas bilaterales).[12] Se ha mostrado que los niveles de educación tienen una influencia en generar cambios microestructurales en el hipocampo, mas no cambios en el volumen total de esta estructura.[13]

9. Gottfried, A. W., Gottfried, A. E., Bathurst, K., Guerin, D. W., and Parramore, M. M. (2003). «Socioeconomic status in children's development and family environment: infancy through adolescence,» in *Socioeconomic Status, Parenting and Child Development*, eds M. H. Bornstein and R. H. Bradley (Mahwah, NJ: Lawrence Erlbaum), 189–207.

10. Brooks-Gunn, J., and Duncan, G. J. (1997). The effects of poverty on children. *Future Child.* 7, 55–71. doi: 10.2307/1602387.

11. Smith, J. R., Brooks-Gunn, J., and Klebanov, P. (1997). «The consequences of living in poverty for young children's cognitive and verbal ability and early school achievement,» in *Consequences of Growing Up Poor*, eds G. J. Duncan and J. Brooks-Gunn (New York, NY: Russell Sage Foundation), 132–189.

12. Krishnadas, R., Kim, J., McLean, J., Batty, G. D., McLean, J. S., Millar, K., et al. (2013). The environment and the connectome: exploring the structural noise in the human brain associated with socioeconomic deprivation. *Front. Hum. Neurosci.* 7:722. doi: 10.3389/fnhum.2013.00722

13. Piras, F., Cherubini, A., Caltagirone, C., and Spalletta, G. (2011). Education mediates microstructural changes in bilateral hippocampus. Hum. *Brain Mapp.* 32, 282–289. doi:10.1002/hbm.21018.

Neurociencias

La Neurociencia es una disciplina relativamente nueva que comprende Neurología, Psicología y Biología. Está encargada de estudiar al cerebro (y, de manera más amplia, todo el sistema nervioso) y cómo este se relaciona a la conducta y al aprendizaje.

El cerebro reúne el pensar, el sentir y el actuar en un todo[14]
Se plantea que el cerebro humano ha evolucionado por millones de años a través de la selección natural de las especies, unos cuantos milenios a través de la educación y tan solo unas décadas con el influjo masivo constante de información que representa el Internet y las comunicaciones modernas, convirtiéndose así los cerebros actuales en un receptáculo potencialmente infinito para la información disponible mediante la web y dispositivos electrónicos.

Se han realizado avances significativos para la mayor comprensión de la base neurofisiológica del aprendizaje, entre los cuales se incluye el sistema de neuronas en espejo, el rol del monofosfato cíclico de adenosina (cAMP, por sus siglas en inglés), la *responsive element binding protein* (CREB), entre otros asombrosos descubrimientos. La hipótesis de que las modificaciones en las transmisiones sinápticas debido a experiencias median el aprendizaje

14. Marqués, M. D. L. L., & Osses, S. (2014). Neurociencia y educación: una nueva dimensión en el proceso educativo. *Revista Médica de Chile*, 142(6), 805-806.

asociativo data desde la elaboración del concepto de sinapsis en sí mismo, dado por Cajal.

Ya Hebb, en 1949, hipotetizó que con repetidas despolarizaciones la neurona aumentaba la eficiencia de su comunicación, fenómeno al cual se le acuñó el término *Hebbs Rule*. Hebb planteaba que si una neurona presináptica repetidamente desempeñaba un papel en la despolarización de una neurona postsináptica, **ocurría una modificación de la estructura en la sinapsis** de tal manera que la actividad en la neurona presináptica se volviera aún más proclive a generar excitación en la neurona postsináptica. Las sinapsis que muestran estas propiedades se les denomina comúnmente sinapsis hebbianas.

Sinapsis

Las sinapsis son sitios de comunicación química formados entre las neuronas y sus objetivos a estimular, incluyendo estos otras neuronas, músculos y glándulas. Estructuralmente, están compuestas por dominios o áreas especializadas, siendo la más prominente de estas el llamado botón presináptico. Esta estructura de menos de 1 micrón en tamaño establece contacto con una o más células postsinápticas. Cada botón está lleno de cientos a miles de vesículas sinápticas que llevan neurotransmisores. Un potencial de acción (el estímulo eléctrico que gatilla la liberación de vesículas con neurotransmisores) que llega al botón causa que las vesículas sinápticas alojadas en la membrana plasmática se fusionen y liberen así sus neurotransmisores en la hendidura sináptica, un espacio pequeño entre las células pre- y postsinápticas.

La fusión de las vesículas con la membrana no ocurre de manera aleatoria en cualquier lugar de la membrana presináptica, sino que ocurre en un sitio específico denominado «zona activa», la cual está caracterizada por la presencia de una compleja red de proteínas conocidas como la red presináptica.[15] Similar a la zona activa, la membrana postsináptica también posee una red de proteínas que se extienden a lo largo de la hendidura sináptica y hacia el citoplasma (o cuerpo) de la célula postsináptica.[16] También se ha observado varias clases de CAM (Cell-Adhesion Molecules o moléculas de adhesión celular) implicadas en el reconocimiento de neuronas postsinápticas elegidas para la formación de sinapsis.

En cuanto a algunas de las moléculas involucradas en la formación de sinapsis, existen al menos veinte tipos de **cadherinas** (principales moléculas de adhesión celular) expresadas en el sistema nervioso central.[17] Las cadherinas-6, por ejemplo, están fuertemente expresadas en neuronas involucradas en la audición.[18] Otras moléculas involucradas en la formación de sinapsis incluyen Narp y Ephrin B1, dos proteínas capaces de agrupar otras proteínas correspondientes a la porción postsináptica de la conexión entre neuronas, así como CAM y neuroligina, proteínas involucradas en la formación de los botones presinápticos.[19]

Una de las primeras moléculas que mostraron acción sinaptogénica, formadora de sinapsis, fue la Neuronal Activity Regulated Pentraxin (NARP), la cual se identificó en el hipocampo. Las moléculas sinaptogénicas también se pueden agrupar en proteínas secretadas (tales como Wnts y FGF) y proteínas de adhesión a las superficies celulares (por ejemplo, SynCAM y neuroliguina).

15. Burns ME, Augustine GJ. 1995. Synaptic structure and function: dynamic organization yields architectural precision. *Cell* 83:187–94.
16. Garner CC, Zhai RG, Gundelfinger ED, Ziv NE. 2002. Molecular mechanisms of CNS synaptogenesis. Trends *Neurosci*. 25:243–51.
17. Yagi T, Takeichi M. 2000. Cadherin superfamily genes: functions, genomic organization, and neurologic diversity. *Genes Dev*. 14:1169–80.
18. Bekirov IH, Needleman LA, Zhang W, Benson DL. 2002. Identification and localization of multiple classic cadherins in developing rat limbic system. *Neuroscience* 115:213–27
19. Biederer T, Sara Y, Mozhayeva M, Atasoy D, Liu X, et al. 2002. SynCAM, a synaptic adhesion molecule that drives synapse assembly. *Science* 297:1525–31

La neuroligina induce diferenciación presináptica en los axones que hacen contacto, mientras que la beta-neurexina induce diferenciación postsináptica en las dendritas de contacto.[20] Se concluye entonces que la SynCAM, neuroliguina y neurexina son moléculas con características excitatorias debido a que son potentes inductores de actividades hemisinápticas.

Otra molécula con acción sinaptogénica es Ephrin B, miembro de la familia Ephrinas (proteínas constitutivas de la membrana plasmática) que guían el crecimiento axonal al promover la agrupación de las subunidades de N-Methyl-D-Aspartato correspondiente a receptores de glutamato.[21] Existen también moléculas de adhesión tales como Wnts (Wingless/Integrated Pathway, proteínas que ayudan a regular el ciclo de vida celular), FGF (Fibroblast Growth Factors), TSP1 (Trombospondin 1) que facilitan la maduración neuronal, facilitando así la sinaptogénesis.

Otras moléculas tales como cadherinas y protocadherinas podrían servir para estabilizar los sitios de primer contacto y así asegurar las conexiones axónico-dendríticas.[22]

Aunque el reclutamiento local de moléculas individuales sin duda contribuye a los ensamblajes presinápticos, parece ser que la contribución de vesículas que contienen proteínas también desempeñan un papel crítico. Por ejemplo, durante el desarrollo de botones presinápticos, cúmulos de vesículas pleomórficas (que se presentan en diferentes formas) pueden ser observadas en los sitios donde están ocurriendo las nuevas formaciones de sinapsis.[23]

20. Waites, C. L., Craig, A. M., & Garner, C. C. (2005). Mechanisms of vertebrate synaptogenesis. *Annual review of neuroscience*, 28(1), 251-274.
21. Dalva MB, Takasu MA, Lin MZ, Shamah SM, Hu L, et al. 2000. EphB receptors interact with NMDA receptors and regulate excitatory synapse formation. *Cell* 103:945–56
22. Waites, C. L., Craig, A. M., & Garner, C. C. (2005). Mechanisms of vertebrate synaptogenesis. *Annual review of neuroscience*, 28(1), 251.
23. Ahmari SE, Buchanan J, Smith SJ. 2000. Assembly of presynaptic active zones from cytoplasmic transport packets. Nat. *Neurosci.* 3:445–51.

La presencia de diferentes tipos de vesículas en las sinapsis nacientes sugiere que la formación de la zona activa se lleva a cabo con las proteínas entregadas por medio de vesículas. Algunos otros inductores del ensamblaje de la zona activa presináptica incluyen la neuroligina (proteína de adhesión celular) y SynCAM (Synapse Specific Cell Adhesion Molecules). **La llegada a la membrana plasmática de los componentes del sitio de contacto axodendrítico por parte de estas moléculas podría ser uno de los primeros eventos en cuanto a sinaptogénesis** (Waites et al., 2005).

Todavía no está claro si muchas otras estas moléculas ya se encuentran en la membrana plasmática y simplemente se induce su agrupación en los sitios de contactos mediante movimientos laterales, o si el contacto en sí gatilla la entrega y fusión de vesículas que contienen, por ejemplo, moléculas como neurexina (proteínas de adhesión celular presinápticas) y SynCAM. Se presume que el transporte y entrega de estas proteínas permite el establecimiento rápido de sitios de alojamiento y formación de vesículas sinápticas. La continuación en la llegada de vesículas sinápticas maduras probablemente ocurre luego de todos estos eventos. Cabe recalcar que existen zonas activas carentes de parejas postsinápticas, las cuales reciben el nombre de «zona activa huérfana».

A diferencia de la zona activa presináptica, donde el transporte por medio de vesículas es primordial para la formación de la sinapsis, **el ensamblaje de la densidad postsináptica parece ocurrir de manera primaria por la acumulación gradual de proteínas.**[24]

------

24. Bresler T, Shapira M, Boeckers T, Dresbach T, Futter M, et al. 2004. Postsynaptic density. Assembly is fundamentally different from presynaptic active zone assembly. J. *Neurosci.* 24:1507–20.

Uno de los componentes postsinápticos más estudiados se trata de la proteína kinasa II dependiente de calmodulina de calcio (CaMKII), la cual se acumula en la cara citoplasmática en la densidad postsináptica. CaMKII es una de las proteínas más abundantes en las neuronas, expresándose tanto a nivel pre- como postsináptico. Esta proteína es un importante mediador para ligar señales transitorias de calcio con plasticidad neuronal.[25] Durante su fase de maduración, la sinapsis aumenta en tamaño y el número de vesículas sinápticas por terminal aumenta dos o tres veces durante el primer mes de desarrollo cortical.

Aunque la mayor parte de la sinaptogénesis ocurre en el desarrollo postnatal temprano, las sinapsis también se forman en el cerebro maduro. En ambos casos, la actividad esculpe la arborización neuronal y la formación sináptica. **¡Esto a diferencia del cerebro en desarrollo, donde se ha mostrado que no es necesaria la actividad neuronal para la formación de sinapsis!**[26]

La fase de eliminación de sinapsis es igual de importante para el desarrollo cerebral. La correcta poda de sinapsis parece ser de vital importancia para el desarrollo de la corteza visual, la inervación de músculos a partir de neuronas originarias de la médula espinal, la eliminación de conexiones inapropiadas o inefectivas, entre otros roles que involucran este proceso.

En cuanto a la maduración de las sinapsis, se puede destacar que la activación de receptores de NMDA induce una serie de cambios, incluyendo la inserción de receptores AMPA (ácido α-amino-3-hidroxi-5-metilo-4-isoxazolpropiónico) y otros cambios

25. Lynch, M. A. (2004). Long-term potentiation and memory. *Physiological reviews*, 84(1), 87-136.
26. Varoqueaux F, Sigler A, Rhee JS, Brose N, Enk C, et al. 2002. Total arrest of spontaneous and evoked synaptic transmission but normal synaptogenesis in the absence of Munc13-mediated vesicle priming. *Proc. Natl. Acad. Sci.* USA 99:9037–42.

en la morfología de las espinas dendríticas, lo cual lleva a la estabilidad y fortalecimiento de la sinapsis.

La sinaptogénesis ciertamente es un proceso complejo que inicia antes que la formación de proyecciones axonales llegue a sus destinos e involucra una serie de señales jerarquizadas. Estas señales incluyen factores secretados y moléculas de adhesión celular, los cuales guían a los axones a sus sitios correspondientes y regulan su maduración. Este *priming* de señales se piensa trabaja en sincronía con subsecuentes señales inductivas iniciadas por contacto para estabilizar los puntos axodendríticos nacientes y de esta manera gatillar el ensamblaje de sinapsis. **Reitero que el ensamblaje de componentes pre- y postsinápticos ocurre mediante una combinación de transporte mediante vesículas y reclutamiento local de proteínas que desempeñarán un papel en la sinapsis.**

Quedan muchas preguntas sin responder, entre las cuales destaco:

- ¿Cuáles son los mecanismos que regulan la liberación en tiempos determinados de las vesículas sinápticas?
- ¿Cuán estables son las sinapsis en momentos de sinaptogénesis pico en comparación con el cerebro adulto?

> Dato curioso: Las proteínas de la familia RAS fueron las primeras proteínas señalizadoras activadas por neurotrofinas que mostraron mediar la supervivencia neuronal.[27]

Factor neurotrófico derivado del cerebro (BDNF)

El factor neurotrófico derivado del cerebro (Brain-derived neurotrophic factor [BDNF], por sus siglas en inglés) es la neurotrofina

---

27. Kaplan, D. R., and Miller, F. D. (2000). Neurotrophin signal transduction in the nervous system. Curr. Opin. *Neurobiol.* 10, 381–391.

(un tipo de proteína) con mayor expresión en el sistema nervioso central y ha sido firmemente implicado en la diferenciación y supervivencia de neuronas del sistema nervioso central. BDNF además ha emergido como un importante mediador en la plasticidad sináptica. No solo desempeña un papel en modificaciones de la transmisión sináptica como LTP (potenciación a largo plazo) y LTD (depresión a largo plazo), sino que es una pieza clave para los procesos relacionados a la plasticidad que implica la formación de memoria a largo plazo. Entre la familia de neurotrofinas, BDNF y su mayor receptor TrkB (Tropomyosin receptor kinase B) tienen una gran expresión en el cerebro en desarrollo y adulto. Cabe recalcar que **el BDNF está presente en compartimentos pre- y postsinápticos y pueden ser transportados por transporte retrógrado y anterógrado.**

El BDNF puede actuar mediante mecanismos autocrinos (sobre la propia célula) y paracrinos (sobre células vecinas).[28] Estudios sobre la memoria y el aprendizaje han mostrado que ciertas moléculas son necesarias para estos procesos, entre ellas el BDNF.

Por ejemplo, el BDNF ha mostrado facilitar la translocación de proteínas en dendritas activando la vía mTOR (mammalian Target of Rapamycin, proteína que desempeña un papel en el ciclo celular).[29] La activación diferencial y papel de estas cascadas en la supervivencia neuronal probablemente depende del tipo de célula y su involucramiento en procesos fisiológicos o patológicos específicos.

---

28. Murer, M. G., Yan, Q., and Raisman-Vozari, R. (2001). Brain-derived neurotrophic factor in the control human brain, and in Alzheimer's disease and Parkinson's disease. Prog. *Neurobiol.* 63, 71–124.
29. Schratt, G. M., Nigh, E. A., Chen, W. G., Hu, L., and Greenberg, M. E. (2004). BDNF regulates the translation of a select group of mRNAs by a mammalian target of rapamycin-phosphatidylinositol 3-kinase-dependent pathway during neuronal development. *J. Neurosci.* 24, 7366–7377.

El BDNF genera efectos rápidos en la transmisión sináptica y excitabilidad de la membrana primariamente mediante la acción de estas vías señalizadoras. El BDNF afecta la transmisión sináptica al actuar en sitios pre- y postsinápticos. Un ejemplo de esto es mediante la liberación presináptica de glutamato y GABA mediante fosforilación de sinapsina (un tipo de proteína) mediada a través de las vías TrkB (Tropomyosin receptor kinase B-ERK, Extracellular Signal Regulated Kinase).[30]

La modulación de la excitabilidad de la membrana generada por BDNF ocurre a través de una serie de mecanismos, entre los cuales consta:

- Activación de PLC (fosfolipasa) gamma y la subsecuente alteración en la actividad del canal TRPC3 (Transient Receptor Potential Cation Channel Subfamily C Member 3) de cationes no selectivos.
- La modulación en la actividad del canal de sodio Nav1.9.
- La modulación en la actividad del canal voltaje-dependiente de potasio Kv1.3.[31]
- La modulación del canal de potasio activado por proteína G Kir3.[32]

Adicional a esto, los efectos de BDNF sobre la excitabilidad neuronal también pueden ser en parte regulados por Arc/Arg3.1 (Activity-regulated cytoskeleton-associated protein). Los roles

---

30. Jovanovic, J. N., Czernik, A. J., Fienberg, A. A., Greengard, P., and Sihra, T. S. (2000). Synapsins as mediators of BDNF-enhanced neurotransmitter release. Nat. *Neurosci.* 3, 323–329.

31. Tucker, K., Fadool, D. A. (2002). Neurotrophin modulation of voltage-gated potassium channels in rat through TrkB receptors is time and sensory experience dependent. *J. Physiol.* 542, 413–429.

32. Ippolito, D. L., Temkin, P. A., Rogalski, S. L., and Chavkin, C. (2002). N-terminal tyrosine residues within the potassium channel Kir3 modulate GTPase activity of Galphai. *J. Biol. Chem.* 277, 32692–32696.

exactos de BDNF para modular estas vías señalizadoras aún no han sido dilucidados.

Por otra parte, ha sido ampliamente establecido que, similar a otras neurotrofinas, el BDNF promueve la diferenciación, el crecimiento, la innervación y la supervivencia de las neuronas durante el desarrollo del sistema nervioso. También ha sido establecida la importancia de la señalización mediada por BDNF para el mantenimiento y supervivencia de la complejidad dendrítica de poblaciones seleccionadas de neuronas en el cerebro adulto, incluyendo neuronas corticales glutamatérgicas excitatorias.[33] El efecto preciso de BDNF sobre la morfología neuronal son específicos a las células y a las capas a las que estas pertenezcan. Por ejemplo, **BDNF promueve arborización dendrítica de neuronas corticales en la capa IV, mas inhibe la arborización dendrítica en la capa VI.**[34]

En lo que respecta a la supervivencia celular en el cerebro adulto, las señalizaciones mediadas por BDNF previenen la apoptosis de células cerebelares e hipocampales.[35] También se ha mostrado que el BDNF es un regulador que favorece la neurogénesis en la zona subgranular del giro dentado del hipocampo.[36]

Se ha observado que aún bajas concentraciones de BDNF causan despolarización de neuronas hipocampales, corticales y cerebelares en pocos milisegundos, llevando esto al disparo de un

33. Ghosh, A., Carnahan, J., and Greenberg, M. E. (1994). Requirement for BDNF in activity-dependent survival of cortical neurons. *Science* 263, 1618–1623.
34. McAllister, A. K., Lo, D. C., and Katz, L. C. (1995). Neurotrophins regulate dendritic growth in developing visual cortex. *Neuron* 15, 791–803.
35. Minichiello, L., Korte, M., Wolfer, D., Kuhn, R., Unsicker, K., Cestari, V., Rossi-Arnaud, C., Lipp, H. P., Bonhoeffer, T., and Klein, R. (1999). Essential role for TrkB receptors in hippocampus-mediated learning. *Neuron* 24, 401–414.
36. Sairanen, M., Lucas, G., Ernfors, P., Castren, M., and Castren, E. (2005). Brain-derived neurotrophic factor and antidepressant drugs have different but coordinated effects on neuronal turnover, proliferation, and survival in the adult dentate gyrus. *J. Neurosci.* 25, 1089–1094.

potencial de acción. Esto es un hallazgo importante ya que hasta antes de esta observación hecha por Kafitz et al. en 1999[37] **se pensaba que únicamente los neurotransmisores clásicos podrían tener un efecto tan rápido en el potencial de membrana de las neuronas.**

Las proteínas asociadas a BDNF presentan su expresión más elevada en el hipocampo, neocorteza, cerebelo, núcleo estriado y amígdala, todas estas áreas importantes para la función cognitiva.[38] El BDNF tiene una función importante en el control y regulación del balance entre actividad excitatoria e inhibitoria que mantiene la función en red del cerebro. En la neocorteza adulta, BDNF vía TrkB controla la regulación coordinada de células piramidales excitatorias e interneuronas inhibitorias, permitiendo respuestas sinápticas que estabilice la actividad de la red neuronal.[39]

En la actualidad se conoce que BDNF desempeña un papel primordial en la consolidación de las memorias a largo plazo junto con la LTP (potenciación a largo plazo). De esta manera, se plantea que el BDNF tiene un papel en la mediación de la plasticidad en el sistema nervioso central. La sobreexpresión de BDNF aumenta la complejidad dendrítica en el giro dentado hipocampal y, al parecer, la liberación de BDNF modula el número y forma de las espinas dendríticas en neuronas hipocampales maduras.[40]

---

37. Kafitz, K. W., Rose, C. R., Thoenen, H., and Konnerth, A. (1999). Neurotrophin-evoked rapid excitation through TrkB receptors. *Nature* 401, 918–921.
38. Dugich-Djordjevic, M. M., Peterson, C., Isono, F., Ohsawa, F., Widmer, H. R., Denton, T. L., Bennett, G. L., and Hefti, F. (1995). Immunohistochemical visualization of brain-derived neuro- trophic factor in the rat brain. Eur. *J. Neurosci.* 7, 1831–1839.
39. Rutherford, L. C., DeWan, A., Lauer, H. M., and Turrigiano, G. G. (1997). Brain- derived neurotrophic factor mediates the activity-dependent regulation of inhibition in neocortical cultures. *J. Neurosci.* 17, 4527–4535.
40. Zagrebelsky, M., Holz, A., Dechant, G., Barde, Y. A., Bonhoeffer, T., Korte, M. (2005). The p75 neurotrophin receptor negatively modulates dendrite complexity and spine density in hippocampal neurons. *J. Neurosci.* 25, 9989–9999.

Neuroplasticidad

La adquisición de nuevas habilidades requiere cambios en la red neuronal[41] **responsable de su representación y ejecución.** La potenciación a largo plazo (PLP) y la depresión de largo plazo (DLP) son dos de los tipos más estudiados de plasticidad sináptica dependiente de actividad en el sistema nervioso. Estos fenómenos se observan en todos los mamíferos y se hipotetiza desempeña un papel en los mecanismos que subyacen el aprendizaje y la memoria.

En cuanto a otros aspectos necesarios para la neuroplasticidad, destaca la fosforilación de proteínas, la cual es requerida para la inducción de muchas formas de plasticidad sináptica, incluyendo LTP y DLP.

Otro punto importante consiste en que la fosforilación específicamente de la tirosina (un aminoácido) también desempeña un papel importante en el sistema nervioso. Cascadas de señalización de la tirosina quinasa, las cuales incluyen las kinasas de receptores Trk (Tropomyosin Receptor Kinase), la familia Src (Stored Response Chain) de tirosinas quinasas no receptores y las tirosinas quinasas de receptor Eph (Erythropoietin-Producing Human Hepatocellular Receptors), implicadas en la plasticidad cerebral y formación de memorias.[42]

En la actualidad se piensa que las regiones cerebrales que muestran mayor plasticidad extendida también podrían ser aquellas regiones más vulnerables ante daños durante el neurodesarrollo. Por ejemplo, la vía magnocelular (componente del sistema visual, identifica objetos, detecta movimientos espaciales) muestra

---

41. Pascual-LeoneA, Grafman J, Cohen LG, Roth BJ, Hallett M (1995b) Transcranial magnetic stimulation:a newtQ01for the study of higher cognitive functions in humans. In: Grafman, J., Boller, F. (ed) *Handbookof neuropsychology*, vol 9. Elsevier, Amsterdam (in press).
42. Purcell, A. L., Carew, T. J. (2003). Tyrosine kinases, synaptic plasticity and memory: insights from vertebrates and invertebrates. *Trends in neurosciences*, 26(11), 625-630.

plasticidad extendida y afectaciones a la misma se han visto implicadas en el desarrollo de dislexia.[43]

La plasticidad en sus diferentes ámbitos, por ejemplo, para adquirir nuevos lenguajes en la edad adulta probablemente resulte de la combinación de la relativa plasticidad para los sistemas auditivos, fonológicos, semánticos, sintácticos y motores combinados con las interacciones en el desarrollo de dichos componentes.

Potenciación a largo plazo (Long Term Potentiation [LTP])

La potenciación de largo plazo es la forma más estudiada de plasticidad sináptica y **se considera una correlación celular entre el aprendizaje y la memoria.** Potenciación de largo plazo se refiere a un grupo de mejoras de larga duración para aumentar la eficiencia de la comunicación en sinapsis. Este término se refiere al fortalecimiento a largo plazo de la conexión entre dos neuronas y típicamente está inducido por la **alta frecuencia de estimulación excitatoria la cual lleva a elevación rápida de calcio en las espinas dendríticas postsinápticas.**[44] Molecularmente, la potenciación de largo plazo está asociada a la activación de cascadas celulares tales como ERK1/2 kinasas y activación de CREB (cAMP response element-binding).[45] Cabe recalcar que ERK ½ kinasas se refiere a grupos específicos de moléculas señalizadoras extracelulares y CREB a un factor regulador de la expresión genética.

43. Thomas, M. S., Knowland, V. (2009). Sensitive periods in brain development: Implications for education policy. *European Psychiatric Review*, 2(1), 17-20.

44. Sunyer, B., Diao, W., Lubec, G. (2008). The role of post-translational modifications for learning and memory formation. *Electrophoresis,* 29(12), 2593-2602..

45. Patterson, S. L., Pittenger, C., Morozov, A., Martin, K. C., Scanlin, H., Drake, C., and Kandel, E. R. (2001). Some forms of cAMP-mediated long-lasting potentiation are associated with release of BDNF and nuclear translocation of phospho-MAP kinase. *Neuron* 32, 123–140.

En cuanto a los mecanismos celulares implicados en este proceso, se puede destacar que el cerebro usa tipos específicos de receptores neuronales para mediar una rápida transmisión sináptica. Entre estos receptores están implicados los receptores ionotrópicos de glutamato (llamado iGluR, regula concentraciones iónicas), los receptores NMDAR (N-metil-D-aspartato) y los receptores AMPAR (ácido amino-3-hidroxi-5-metil-4-iso-xazolepropiónico).

La liberación repetida de neurotransmisores permite que los receptores AMPAR generen suficiente despolarización para desbloquear receptores NMDAR voltaje-sensibles. Estas despolarizaciones permiten la entrada de iones calcio a nivel de la sinapsis, lo cual induce la LTP.[46] Este es solo uno de los mecanismos para la inducción de LTP (potenciación a largo plazo).

La potenciación a largo plazo en sinapsis excitatorias ha mostrado estar asociada al crecimiento de espinas dendríticas sinápticas[47] y aumento en el número de receptores transmembrana AMPA (ácido α-amino-3-hidroxi-5-metilo-4-isoxazolpropiónico) glutamatérgicos en dichas espinas dendríticas. El rápido incremento en el área de sinapsis luego de la estimulación que induce LTP resulta en cambios en las características de la sinapsis y disponibilidad de receptores, favoreciendo la neurotransmisión.[48]

Desarrollo del sistema nervioso

Durante el desarrollo, la migración neuronal y la sinaptogénesis —el nacimiento de nuevas conexiones cerebrales— están íntimamente emparejadas con la diferenciación neuronal y el establecimiento de

46. Arai, A., & Lynch, G. (1992). Factors regulating the magnitude of long-term potentiation induced by theta pattern stimulation. *Brain research*, 598(1-2), 173-184.

47. F. Engert and T. Bonhoeffer, «Dendritic spine changes associated with hippocampal long-term synaptic plasticity,» *Nature*, vol. 399, no. 6731, pp. 66–70, 1999.

48. Chen, L., Tracy, T., and Nam, C. I. (2007). Dynamics of postsynaptic gluta- mate receptor targeting. *Curr. Opin. Neurobiol.* 17, 53–58.

circuitos neuronales. En cuanto a la migración celular, las neuronas que van a formar la corteza cerebral nacen como neuroblastos en la región periventricular anterior entre las semanas 6 a 18 de la gestación.[49] Por otra parte, en la corteza prefrontal, las primeras neuronas piramidales plenamente diferenciadas aparecen entre las semanas 17 a 25 de gestación. La especificidad de las conexiones sinápticas que se desarrollen depende en parte de una clase de proteínas con actividad sinaptogénica llamadas **factores difusibles**, los cuales son sintetizados ya sea por la neurona postsináptica o por la glía circundante, siendo la glía células de soporte o de sostén para el tejido cercano. Estas moléculas tienen una serie de funciones, incluyendo guiar las proyecciones axonales hacia sus objetivos, la estimulación de la arborización o generación de estructuras de conexión local, promoción de la maduración y diferenciación neuronal, y en general la creación de un entorno propicio para el desarrollo de uniones sinápticas funcionales.[50]

Factores derivados de la glía también podrían regular la organización en el tiempo de la formación sináptica. Por ejemplo, dos factores derivados de la glía que han mostrado promover formaciones sinápticas incluyen el colesterol unido a apolipoproteína E y la trombospondina 1, proteína involucrada en una serie de procesos celulares tales como angiogénesis e inmunomodulación.[51] El desarrollo sináptico ocurre en paralelo con la formación de las dendritas, el proceso de mielinización y la densidad sináptica que se acelera durante los primeros años de vida, sobrepasando ampliamente los niveles de la edad adulta.[52]

---

49. Rakic P. The development of the frontal lobe. A view from the rear of the brain. *Advances in Neurology* 1995;66:1–6, discussion 6–8.

50. Waites, C. L., Craig, A. M., Garner, C. C. (2005). Mechanisms of vertebrate synaptogenesis. *Annual review of neuroscience*, 28(1), 251-274.

51. Ullian EM, Christopherson KS, Barres BA. 2004. Role for glia in synaptogenesis. *Glia* 47:209–16.

52. Huttenlocher P, Dabholkar A. Developmental anatomy of the prefrontal cortex. In: Krasnegor N, Reid G, Goldman- Rakic P, editors. *Development of the prefrontal cortex: Evolution, neurobiology, and behavior*. Baltimore: Paul H Brookes Publishing Company; 1997. pp 69–83.

Los principales períodos críticos para el desarrollo cerebral normal son la vida intrauterina y el primer año de vida. Luego, durante los 3 primeros años de edad ocurre gran crecimiento dendrítico, un pico en sinaptogénesis y gran mielinización, seguida de poda sináptica. A los 5 años de edad el número de conexiones dendríticas formadas se estima es mayor a 100 mil millones.[53] Es importante recalcar que **la mitad de todas las sinapsis en la neocorteza se pierden durante la infancia y la adolescencia.**[54] Se ha observado que el grosor cortical en las regiones frontopolares (el polo frontal de la corteza cerebral) y en la corteza prefrontal dorsolateral disminuye de manera lineal entre los 18 y 20 años.[55]

En cuanto a factores propicios para favorecer este neurodesarrollo, **numerosos estudios recientes muestran una asociación positiva entre la duración de la lactancia materna y el cociente intelectual, los logros educacionales y los ingresos a los 30 años de edad.**[56,57,58]

A nivel celular, se pueden resumir las etapas del desarrollo del cerebro en: proliferación neuronal, migración, laminación del cerebro (organización de la corteza en capas) y mielinización. No son etapas consecutivas, sino que se van superponiendo y pueden ser ocurrir simultáneamente.[59]

53. Miller, B., & Cummings, J. (Eds.). (2007). *The human frontal lobes*. New York: Guilford Press.
54. Thomas, M. S., & Knowland, V. (2009). Sensitive periods in brain development: Implications for education policy. *European Psychiatric Review*, 2(1), 17-20.
55. O'Donnell S, Noseworthy MD, Levine B, Dennis M. Cortical thickness of the frontopolar area in typically developing children and adolescents. *Neuroimage* 2005;24:948–954.
56. Horta, B. L., Loret de Mola, C., & Victora, C. G. (2015). Breastfeeding and intelligence: a systematic review and meta-analysis. *Acta paediatrica*, *104*, 14-19.
57. Oddy, W. H., Li, J., Whitehouse, A. J., Zubrick, S. R., & Malacova, E. (2011). Breastfeeding duration and academic achievement at 10 years. *Pediatrics*, *127*(1), e137-e145.
58. Victora, C. G., Horta, B. L., De Mola, C. L., Quevedo, L., Pinheiro, R. T., Gigante, D. P.,... & Barros, F. C. (2015). Association between breastfeeding and intelligence, educational attainment, and income at 30 years of age: a prospective birth cohort study from Brazil. *The lancet global health*, *3*(4), e199-e205.
59. Medina Alva, M. D. P., Kahn, I. C., Muñoz Huerta, P., Leyva Sánchez, J., Moreno Calixto, J., Vega Sánchez, S. M. (2015). Neurodesarrollo infantil: características normales y signos de alarma en el niño menor de cinco años. *Revista Peruana de Medicina Experimental y Salud Pública*, 32, 565-573.

La proliferación de las neuronas ocurre en la primera mitad de la gestación. **En este proceso se originan los 100 mil millones de neuronas que el cerebro posee.** Luego de esto todas las neuronas se desplazan hacia su lugar final durante el proceso llamado migración en una secuencia que ocurre desde la parte más profunda del cerebro hacia la corteza.

Datos importantes:

- Después de las 25 semanas postconcepcionales, la reproducción de nuevas neuronas es excepcional.[60]

- El peso del cerebro se triplica después que la proliferación ha terminado debido a las millones de conexiones sinápticas que se originan así como los procesos de formación de las dendritas.

- Se estima que cada neurona puede llegar a tener entre 7000 y 10 000 sinapsis.

- La mielinización, proceso en el cual los axones se recubren de mielina- una capa aislante hecha de sustancias grasas y proteínas- ocurre para aumentar la velocidad de transmisión de los impulsos nerviosos.

Cerebro infantil

La corteza prefrontal infantil muestra activación funcional mucho antes de lo que antes se pensaba. Hoy en día se sabe que la **corteza prefrontal medial** está involucrada en procesos afectivos mientras que la **porción lateral** de la corteza prefrontal muestra

60. Medina Alva, M. D. P., Kahn, I. C., Muñoz Huerta, P., Leyva Sánchez, J., Moreno Calixto, J., & Vega Sánchez, S. M. (2015). Neurodesarrollo infantil: características normales y signos de alarma en el niño menor de cinco años. *Revista Peruana de Medicina Experimental y Salud Pública*, 32, 565-573.

sensibilidad a procesos cognitivos tales como memoria y atención. De hecho, **habilidades cognitivas complejas que se asientan sobre el funcionamiento de la corteza prefrontal incluyen el lenguaje, el razonamiento, la planificación y el comportamiento social complejo.**

A lo largo de la infancia y al inicio de la adolescencia, el área de superficie de la corteza cerebral tiende a expandirse y disminuir en la adultez, mientras que el grosor cortical aumenta rápidamente durante la infancia y adolescencia temprana, para luego sufrir un adelgazamiento gradual y terminar en una meseta en la edad adulta.[61]

Estudios relativamente recientes sugieren que las diversas regiones del cerebro infantil tal vez no sean funcionalmente tan específicas como las del cerebro adulto.[62,63] Las funciones cognitivas del cerebro infantil están también menos localizadas que el cerebro maduro. Por este motivo, es necesaria la integridad de todo el cerebro y no solo de la corteza prefrontal para la ejecución de funciones cognitivas en niños.

Neurofisiología

Aprendizaje simpático vs. parasimpático

Es labor de los gestores educativos generar entornos que favorezcan y predispongan un desarrollo óptimo para el ser humano en todas sus dimensiones. Para eso se debe tomar en cuenta las maneras

61. Schnack, H. G., van Haren, N. E., Brouwer, R. M., Evans, A., Durston, S., Boomsma, D. I., et al. (2014). Changes in Thickness and Surface Area of the Human Cortex and Their Relationship with Intelligence. *Cereb. Cortex.* doi: 10.1093/cercor/bht357. [Epub ahead of print].

62. Marsh R, Zhu H, Schultz R, Quackenbush G, Royal J, Skudlarski P, Peterson B. A developmental fMRI study of self-regulatory control. *Human Brain Mapping* 2006;27:848–863.

63. Tamm L, Menon V, Reiss AL. Maturation of brain function associated with response inhibition. *Journal of the American Academy of Child and Adolescent Psychiatry* 2002;41:1231–1238.

de funcionar de nuestro sistema nervioso: la modalidad llamada «**simpática**» y la «**parasimpática**». La modalidad llamada *simpática* corresponde a la manera como nuestro cuerpo reacciona al estrés, mientras que la modalidad *parasimpática* se refiere a las funciones en descanso u homeostasis para nuestro cuerpo. Cabe recalcar que el estrés no siempre es perjudicial: si se experimenta en intensidad y duración adecuada, el fenómeno llamado **hormesis** nos permite fortalecernos a partir de estos episodios de ***eustress*** (estrés beneficioso), esto a diferencia del ***distress*** (estrés perjudicial). **El eustrés beneficia a la formación de memorias.** De esta manera, un nivel adecuado de corticosteroides endógenos es necesaria para desempeño óptimo de las funciones mentales.[64] Debe quedar a juicio del gestor educativo (directivos, planificadores, maestros, etc.) cómo implementar esta dosis controlada de estrés dentro del proceso educativo, sin que se convierta en distrés para el estudiante.

Se debe establecer un clima emocional armónico para el aprendizaje: por ejemplo, las respuestas incorrectas no deben ser motivo de burla o humillación. Se debe también enseñar para el dominio de contenido, habilidades y conceptos aplicables a una multiplicidad de escenarios

Conectoma

Se denomina conectoma a la totalidad de conexiones que hace el cerebro. Se ha propuesto que los niños poseen un conectoma funcional más similar o en sincronía al de su cuidador primario, destacando así la importancia del rol de las experiencias socioemocionales.[65] Es importante tomar en cuenta estos aspectos

64. Collins, J. W. (2007). The neuroscience of learning. *Journal of Neuroscience Nursing*, 39(5), 305-310.
65. Gabard-Durnam, L., Gee, D., Goff, B., Flannery, J., Telzer, E., Humphreys, K., ... Tottenham, N. (2016). Stimulus-elicited connectivity in influences resting-state connectivity years

interpersonales, ya que en la actualidad se conoce que el neurodesarrollo exitoso no solo depende de una adecuada genética, sino que también se asienta sobre factores del entorno tales como la estimulación y afectividad que los niños reciban, ya que esto influye favorablemente en el desarrollo de sinapsis neuronales y genera mejor integración de las funciones cerebrales.

Se ha sugerido que todas las modalidades de la percepción somatosensoriales al inicio están interconectadas, ya que se ha comprobado, por ejemplo, que durante los primeros años de vida la estimulación auditiva también evoca grandes respuestas en áreas visuales del cerebro.[66]

Un énfasis sobredimensionado sobre uno o más sistemas o procesos puede dar la ilusión que complejos y multifacéticos procesos pueden ser reducidos a las funciones de solitarios subsistemas cerebrales. Sin embargo, debemos tener presente la naturaleza holística e integradora del funcionamiento del sistema nervioso para comenzar a cuestionarnos profundamente sobre la pregunta de cómo el cerebro se relaciona a la conciencia y cómo esta se ve equipada, mediante sinapsis neuronales, para incorporar el bagaje de conocimientos y sabiduría que el ser humano va a cumulando a lo largo de la vida.

Hablando ya de las correlaciones a nivel celular, el proceso de establecer y fortalecer conexiones entre neuronas involucra factores neurotróficos tales como el factor de crecimiento neuronal. Estas moléculas son escasas en el sistema nervioso central, con únicamente la cantidad necesaria para permitir a la mitad de las neuronas sobrevivir. **Axones que reciben factores neurotróficos establecen sinapsis fuertes, mientras que axones que no**

later in human development: A prospective study. *Journal of Neuroscience, 36*, 4771–4784.
66. Neville, H.J. (1995). Developmental specificity in neurocognitive development in humans. In M.S. Gazzaniga (Ed.), *The cognitive neurosciences* (pp. 219–231). Cambridge, MA: MIT Press.

reciben factores neurotróficos se ven forzados a buscar otras conexiones sinápticas o morir por medio de apoptosis.[67]

La apoptosis (muerte celular programada) se ve involucrada en la degeneración de casi la mitad de todas las neuronas durante el desarrollo, por lo tanto, es imperativa para la formación del sistema nervioso.

Hoy en día se sabe que el desarrollo de habilidades sigue progresando mucho después que cuando la densidad máxima de sinapsis se ha alcanzado. **Esto se debe a que la capacidad madura de una habilidad puede depender de la eliminación de sinapsis excesivas, proceso que ocurre en mayor medida durante la adolescencia y la edad de adulto joven.**[68] Este refinamiento de sinapsis tendrá, pues, significancia funcional.

Estudios de neuroimagen

Los estudios de neuroimagen se basan en el hecho de que las funciones cognitivas generan demandas energéticas específicas en áreas del cerebro, las cuales tendrán como respuesta un cambio en la actividad neural que sea observable. Estos cambios en actividad afectan el flujo sanguíneo local de tal forma que se puede medir de manera directa (tomografía con emisión de positrones) o indirecta (resonancia magnética funcional).

La tomografía por emisión de positrones se basa en la inyección de isótopos radioactivos y no es adecuada para su uso en niños. En este tipo de estudio imagenológico, áreas cerebrales con mayores niveles de flujo sanguíneo tendrán mayor cantidad del marcador

67. Oppenheim R. Cell death during development of the central nervous system. *Annual Review of Neuroscience* 1991; 14:453–501.
68. Spencer-Smith, M., & Anderson, V. (2009). Healthy and abnormal development of the prefrontal cortex. *Developmental Neurorehabilitation*, 12(5), 279-297.

radiactivo, de tal manera que la distribución de la radiación permitirá localizar áreas específicas asociadas con determinadas funciones.

La resonancia magnética funcional, por otro lado, trabaja midiendo los cambios en la señal magnética generada por los protones de las moléculas de agua en las neuronas. Cuando el flujo sanguíneo a una determinada área aumenta, la distribución de agua en el tejido también lo hace, siendo posible captar esta diferencia y concluyendo que existe mayor actividad en determinada área cerebral donde el flujo sanguíneo ha aumentado. Otro tipo de neuroimagen que puede ser utilizada en niños es la de los potenciales relacionados a eventos (ERP Event Related Potential), la cual mide respuestas eléctricas a estímulos en tiempo real.

Estas técnicas de neuroimagen nos permiten tener perspectivas realmente enriquecedoras para el conocimiento y comprensión del cerebro. Por ejemplo, estudios de fMRI muestran que los pianistas tienen engrandecidas las representaciones correspondientes a notas musicales en la corteza auditiva;[69] estudios de magnetoencefalografía muestran que los violinistas tienen engrandecidas las representaciones corticales para sus dedos.[70] Por su parte, estudios ERP han mostrado reorganización funcional uso-dependiente para la lectura del braille, siendo los lectores de braille más sensibles a la información táctil que los controles.[71]

---

69. Pantev, C., Oostenveld, R., Engelien, A., Ross, B., Roberts, L.E., & Hike, M. (1998). Increased auditory cortical representation in musicians. *Nature, 393*, 811–814.
70.Elbert, T., Pantev, C., Wienbruch, C., Rockstroh, B., & Taub, E. (1996). Increased cortical representation of the fingers of the left hand in string players. *Science, 270*, 305–307.
71. Röder, B., Rösler, F., Hennighausen, E., & Näcker, F. (1996). Event-related potentials during auditory and somatosensory discrimination in sighted and blind human subjects. *Cognitive Brain Research, 4(2)*, 77-93.

Neuroanatomía

Hemisferios cerebrales

Si bien algunos aspectos del reconocimiento facial están lateralizados al cerebro derecho, existe masiva interconexión en el cerebro normal, **y ambos hemisferios trabajan juntos en toda tarea cognitiva probada hasta ahora con técnicas de neuroimagen, incluidas tareas relacionadas al lenguaje y al reconocimiento facial.**

Lóbulo frontal

Corteza prefrontal

Está involucrada en las funciones ejecutivas, tales como el razonamiento, el aprendizaje de reglas, planificación abstracta, estimaciones, razonamiento deductivo, inductivo, relacional y analógico,[72] entre otras.

La corteza prefrontal se refiere a regiones de la corteza cerebral que están anteriores (por delante) a la corteza premotora y el área motora suplementaria.[73] Está localizada por encima de los ojos y detrás de la frente. Con base en sus conexiones neuroanatómicas,

72. Russin, J., O'Reilly, R. C., & Bengio, Y. (2020). Deep learning needs a prefrontal cortex. *Work Bridging AI Cogn Sci*, 107, 603-616.
73. Zelazo, P. D., & Müller, U. (2002). The balance beam in the balance: Reflections on rules, relational complexity, and developmental processes. *Journal of Experimental Child Psychology*, 81(4), 458-465.

la corteza prefrontal puede ser dividida *grosso modo* en dos secciones: la **corteza prefrontal medial (CPFm)** y la **corteza prefrontal lateral (CPFl)**. Sin embargo, tal como contemplaremos a continuación, pueden tomarse en cuenta subdivisiones adicionales.

En adultos, las regiones prefrontales de la corteza han mostrado ser requeridas en mayor medida cuando se está aprendiendo una tarea o ganando una nueva habilidad, en comparación con una vez ya adquiridas estas destrezas.[74] Además, se ha mostrado que lesiones a la CPF no causan amnesia, más perjudica el uso flexible de la memoria.

Corteza prefrontal medial

La corteza prefrontal medial incluye porciones mediales de las áreas de Brodmann 9-12 así como el área 25, **y tiene conexiones recíprocas con regiones cerebrales involucradas en procesamiento emocional (la amígdala), memoria (hipocampo) y regiones sensoriales de orden superior (corteza temporal)**.

Se ha mostrado que la corteza prefrontal medial, en especial en su parte más rostral, está involucrada en tareas de cognición social que tienen que ver con reflexionar sobre los estados mentales propios y los de otros.[75] Cabe recalcar que se ha observado que la conducta dirigida por metas se ve afectada cuando hay daños en la CPFm.[76]

Corteza prefrontal dorsolateral

La corteza prefrontal dorsolateral parece desempeñar un papel importante en la indexación de eventos en el tiempo,

74. Sigman, M., Pan, H., Yang, Y., Stern, E., Silbersweig, D., & Gilbert, C. D. (2005). Top-down reorganization of activity in the visual pathway after learning a shape identification task. *Neuron*, 46, 823–835.
75. Frith, C. D., & Frith, U. (2006). The neural basis of mentalizing. *Neuron*, 18, 531–534.
76. Ciaramelli E. 2008. The role of ventromedial prefrontal cortex in navigation: a case of impaired wayfinding and rehabilitation. *Neuropsychologia* 46: 2099–2105. doi:10.1016/j.neuropsychologia. 2007.11.029.

para lo cual **cercana integración con las contribuciones cerebelares podrían ser críticas.**[77] La corteza prefrontal dorsolateral también desempeña un papel crítico en la integración de contribuciones del cerebelo y ganglios basales para el aprendizaje de tareas, así como en la inducción de cambios neuroplásticos en áreas motoras.

Corteza prefrontal lateral

La corteza prefrontal lateral incluye las porciones laterales del área de Brodmann 9-12, BA 44, BA 45 y BA 46 y tiene conexiones de ida y vuelta con regiones cerebrales implicadas en **control motor** (ganglios basales, corteza premotora, corteza motora suplementaria), **monitorización de rendimientos/desempeño** (corteza del cíngulo), **áreas de procesamiento sensorial de orden superior** (cortezas de asociación, corteza parietal). Adicional a esto, **las cortezas prefrontales mediales y laterales están recíprocamente conectadas, permitiendo el intercambio de información e integración a lo largo de estas dos secciones de la corteza prefrontal.**

La utilización de retroalimentación en el proceso de aprendizaje es bastante común y puede crear respuestas emocionales positivas y negativas,[78,79] involucrando sistemas en el cerebro que incluyen el cerebro emocional, el sistema de placer, recompensa e incluso el cerebro social. Dar y recibir retroalimentación tiene, pues, importantes roles sociales que se relacionan con el aprendizaje.

En cuanto a las emociones negativas, estas tienden a tener un efecto perjudicial en la capacidad para aprender, y numerosas y

---

77. Ivry RL, Keele SW (1989) Timing function of the cerebellum. *J CognNeurosci* 1:136-152.
78. Fishbach, A., Eyal, T., Finkelstein, S. R. (2010). How positive and negative feedback motivate goal pursuit. *Social and Personality Psychology Compass, 4*(8), 517-530.
79. Pekrun, R., Stephens, E. J. (2010). Achievement emotions: A control-value approach. *Social and Personality Psychology Compass, 4*(4), 238-255.

clásicas publicaciones están de acuerdo en que la retroalimentación positiva es más efectiva que la retroalimentación negativa al motivar a una persona hacia una meta.[80] Entiéndase en este caso «retroalimentación negativa» como aquella que involucre *distress* y «positiva» aquella que active el sistema de recompensa dopaminérgico sin causar este *distress*.

Mientras la corteza prefrontal medial parece estar principalmente involucrada en el procesamiento, representación e integración de información afectiva, la corteza prefrontal lateral se ve involucrada en procesos de control cognitivo[81] (por ejemplo, la capacidad de controlar nuestras reacciones viscerales y emocionales). Las cortezas prefrontales medial y lateral son parte de un sistema coordinado y trabajan juntas para guiar el comportamiento humano y la toma de decisiones.

Corteza prefrontal rostral

La corteza prefrefrontral rostral, o área 10 de Brodmann, desempeña un papel fundamental en las funciones ejecutivas y en la cognición social, en particular en nuestra capacidad para reflexionar sobre nuestro propio estado mental, así como el de los demás. También es llamada corteza prefrontal anterior, polo frontal o corteza frontopolar. **Se trata de probablemente la región citoarquitectónica más grande entre los lóbulos frontales**. Madura lentamente durante el desarrollo y es una de las últimas regiones del cerebro en recibir mielinización.[82]

---

80. Bandura, A., & Cervone, D. (1983). Self-evaluative and self-efficacy mechanisms governing the motivational effects of goal systems. *Journal of personality and social psychology*, *45*(5), 1017.

81. Wood, J. N., Grafman, J. (2003). Human prefrontal cortex: processing and representational perspectives. *Nature reviews neuroscience*, 4(2), 139-147.

82. Fuster, J. M. (1997). The prefrontal cortex: Anatomy, physiology, and neuropsychology of the frontal lobe. *Philadelphia: Lippincott-Raven*.

La corteza prefrontal rostral también desempeña un papel fundamental en las funciones ejecutivas y procesos que involucren organización comportamental de alto nivel de complejidad, así como en procesos de cognición social, en particular el poder reflexionar sobre estados mentales propios y los de aquellos que nos rodean.

Funciones ejecutivas incluyen procesos para el control y organización del comportamiento tales como planificación, inhibición, *multitasking*, monitoreo y demás. Otra función de esta área cerebral es colaborar con la memoria prospectiva —la habilidad para codificar información postergada para una futura acción, y luego realizar dicha acción cuando llegue el momento adecuado—.[83] Cabe notar que se ha mostrado déficits en la memoria prospectiva de personas con lesiones en la corteza prefrontal rostral.[84]

Otra tarea que se ha asociada con la activación de la corteza prefrontal rostral, en este caso en su parte más medial, es la realización de juicios sobre las características psicológicas de otros individuos (rasgos de carácter),[85] así como la evaluación de estas características en uno mismo.[86] Adicional a esto, se ha mostrado que la corteza prefrontal medial presenta actividad cuando se le cuestiona a un participante sobre su propio estado emocional.[87]

Se ha propuesto que la corteza prefrontal rostral desempeña un papel en la generación de atención hacia el entorno, mientras que estudios sobre cognición social han mostrado que esta área

83. Brandimonte, G., Einstein, G., & McDaniel, M. (1996). Prospective memory: Theory and applications. *Hillsdale*, NJ: Erlbaum.
84. Burgess, P. W., Scott, S. K., & Frith, C. D. (2003). The role of the rostral frontal cortex (area 10) in prospective memory: A lateral versus medial dissociation. *Neuropsychologia*, 41, 906–918.
85. Schmitz, T. W., Kawahara-Baccus, T. N., & Johnson, S. C. (2004). Metacognitive evaluation, self-relevance, and the right prefrontal cortex. *Neuroimage*, 22, 941–947.
86. Johnson, S. C., Baxter, L. C., Wilder, L. S., Pipe, J. G., Heiserman, J. E., & Prigatano, G. P. (2002). Neural correlates of self-reflection. *Brain*, 125, 1808–1814.
87. Damasio, A. R., Grabowski, T. J., Bechara, A., Damasio, H., Ponto, L. L. B., Parvizi, J., et al. (2000). Subcortical and cortical brain activity during the feeling of self-generated emotions. *Nature Neuroscience*, 3, 1049–1056.

cerebral también desempeña un papel importante al reflexionar sobre los estados mentales propios.

Funciones ejecutivas

Una función ejecutiva puede ser comprendida como la colección de procesos psicológicos que son críticos para el control de emociones, pensamientos y acciones (Zelazo y Müller, 2002).

Corteza prefrontal en infantes

En los bebés, la corteza prefrontal se ve involucrada en los intentos del infante para responder a su entorno, así como la organización de sus experiencias perceptuales.

Minagawa-Kawai et al., en 2009, mostraron que sonreír a un niño mientras se mantiene contacto visual activa en ellos la corteza prefrontal medial, hecho que ocurre sin importar si existe o no familiaridad en los rostros. Ahora, cabe recalcar que también se ha documentado que la sonrisa y contacto visual de la madre genera mayor actividad en la corteza prefrontal medial en comparación con dichas interacciones con desconocidos.

La corteza prefrontal puede estar activada durante etapas bastante tempranas en la infancia, mas no estaría funcionalmente conectada aún con regiones más posteriores de la corteza; de esta manera, **desempeñaría un papel pequeño en controlar al resto del cerebro debido, entre otros motivos, a la falta de mielinización en conexiones de largo alcance.**[88]

Estudios de fMRI con infantes en reposo muestran que muchas de las conexiones funcionales entre la corteza prefrontal y regiones

---

88. Johnson, M. H., Grossmann, T., Cohen Kadosh, K. (2009). Mapping functional brain development: Building a social brain through interactive specialization. *Developmental Psychology*, 45(1), 151–159.

corticales posteriores bien conocidas en la edad adulta aún no están desarrolladas. Esta integración de conexiones corticales parece ocurrir durante los primeros años de vida.[89]

Además, existe la observación hecha en una serie de estudios de fMRI donde se presenció que ocurre una migración de actividad durante la infancia desde una mayor actividad en la corteza prefrontal en comparación con la corteza temporal, y se ve el patrón a la inversa en adultos.[90] **¡Este tipo de hallazgos podrían significar que la corteza prefrontal en los niños está aún más activa que en los adultos!**

De esta manera, se interpreta que una vez que la corteza prefrontal ha aprendido a seleccionar el patrón apropiado de activación de regiones posteriores para poder completar una determinada tarea, la actividad cortical va a tender a migrar a regiones posteriores y disminuir la actividad en la corteza prefrontal.

Corteza frontopolar

Es la porción más anterior (la de más hacia delante) de la corteza prefrontal, también conocida como área 10 de Brodmann, se cree desempeña un papel importante en la **manipulación e integración de información afectiva proveniente de la CPFm e información cognitiva procedente de la CPFl.**

Corteza prefrontal medial

Se ve asociada a procesos afectivos. Se ha mostrado que **está recíprocamente conectada con regiones cerebrales implicadas**

89. Homae, F., Watanabe, H., Otobe, T., Nakano, T., Go, T., Konishi, Y.,… Taga, G. (2010). Development of global cortical networks in early infancy. *Journal of Neuroscience*, 53, 4877–4882.
90. Johnson, M. H., Grossmann, T., Cohen Kadosh, K. (2009). Mapping functional brain development: Building a social brain through interactive specialization. *Developmental Psychology*, 45(1), 151–159.

en procesamiento emocional (amígdala), memoria (hipocampo) y regiones sensoriales de orden superior (corteza temporal). Hay evidencia de que el sistema serotoninérgico es particularmente importante para la función de la CPFm,[91] ya que la serotonina es un neurotransmisor que tiene un papel importante en el procesamiento emocional y comportamiento social.

Corteza prefrontal lateral

Se ve involucrada en procesos cognitivos tales como memoria y atención. Se ha mostrado que tiene conexión recíproca con regiones cerebrales implicadas en control motor (ganglios basales, corteza premotora, corteza motora suplementaria), monitoreo de desempeño (corteza del cíngulo) y procesamiento sensorial de orden superior (áreas de asociación, corteza parietal). Existe evidencia que **el sistema dopaminérgico es importante para las funciones de la CPFl,[92] sistema neurotransmisor involucrado en la memoria de trabajo y el control cognitivo.**

Corteza prefrontal dorsolateral

La motivación de los alumnos para aprender es una integración de aspectos cognitivos y emocionales que comparten su actividad en la corteza prefrontal dorsolateral. La corteza prefrontal dorsolateral probablemente sea un punto de intersección entre memorias orientadas a metas y memorias episódicas (de eventos). Las lesiones a la corteza prefrontal dorsolateral están asociadas a deficiencias en la capacidad de planificación y toma de decisiones.

91. Heinz, A., Braus, D. F., Smolka, M. N., Wrase, J., Puls, I., Hermann, D., ... Bucchel, C. (2004). Amygdala-prefrontal coupling depends on a genetic variation of the serotonin transporter. *Nature Neuroscience*, 8, 20–21.

92. Diamond, A. (2002). Normal development of prefrontal cortex from birth to young adulthood: Cognitive functions, anatomy, and biochemistry. In D. T. Stuss, & R. T. Knight (Eds.), *Principles of frontal lobe function* (pp. 466–503). Oxford, UK: Oxford University Press.

Corteza orbitofrontal

Está particularmente vinculada a la codificación y procesamiento del placer.

Corteza prefrontal ventromedial

Un número de regiones interconectadas constituyen la corteza prefrontal ventromedial, la cual está involucrada en el procesamiento de recompensas, castigos y en la regulación de emociones.

Se piensa que la corteza infralímbica, una sección de la corteza prefrontal ventromedial, **puede servir como un posible sitio cortical para atajos en cuanto a conexiones neuronales, ya que se sabe que desempeña un papel importante en la formación de hábitos.**[93] En cuanto al proceso para que esto ocurra, se plantea que la actividad relacionada al hábito se desarrolla primero en el núcleo estriado dorsomedial y una vez haya sido entrenado aquí, pasan las conexiones a la corteza infra límbica.[94]

Adicional a esto, cabe recalcar que la corteza prefrontal ventromedial recibe *inputs* desde la corteza orbitofrontal y de la corteza del cíngulo anterior.

Corteza motora primaria

La corteza motora primaria (M1) está consistentemente implicada en las adquisiciones de habilidades dependientes de uso y el almacenamiento de sinergias musculares requeridas para movimientos más rápidos y precisos.[95]

---

93. Killcross, S., Coutureau, E. (2003). Coordination of actions and habits in the medial prefrontal cortex of rats. *Cerebral Cortex*, 13, 400–408.
94. Smith, K. S., Graybiel, A. M. (2013). A dual operator view of habit- ual behavior reflecting cortical and striatal dynamics. *Neuron*, 79, 361–374.
95. Shmuelof, L., Krakauer, J.W., 2011. Are we ready for a natural history of motor learning? *Neuron* 72, 469–477.

Corteza del cíngulo

Ya Broca en 1878 describió la corteza del cíngulo como parte del lóbulo límbico.

Debido a que la corteza anterior del cíngulo y sus relacionadas áreas límbicas, y la corteza posterior del Cíngulo y sus áreas relacionadas tienen tan diversas conexiones y funciones, se ha planteado que no deberíamos pensar únicamente en un sistema límbico, sino en al menos dos o más sistemas de procesamiento límbico.

Las áreas corticales del cíngulo medio y del cíngulo anterior son relevantes para las emociones, ya que implementan acciones orientadas a metas, de las cuales destaca las metas sociales. El dolor social, por ejemplo, debido a ser excluido de un grupo social, puede activar tanto la corteza del cíngulo anterior y la corteza del cíngulo medio.[96]

La corteza del cíngulo es similar a la neocorteza (también llamada isocorteza) con claras capas 2, 3, 5 y 6.

Corteza del cíngulo anterior

Las áreas que corresponden a la corteza del cíngulo anterior ocupan aproximadamente el tercio anterior de la corteza del cíngulo. La corteza del cíngulo anterior recibe información de la corteza orbitofrontal acerca de desenlaces relacionados a la obtención de objetivos. La corteza anterior del cíngulo, en sí misma una estructura límbica, tiene conexiones con una serie de otras áreas límbicas y relacionadas, incluyendo la amígdala y la corteza orbitofrontal.

La corteza orbitofrontal envía *inputs* a la corteza del cíngulo anterior sobre el valor de estímulos, metas y la valoración de los desenlaces (si se recibe o no lo esperado). La corteza del cíngulo

---

96. Eisenberger NI, Lieberman MD (2004) Why rejection hurts: a common neural alarm system for physical and social pain. *Trends Cogn Sci* 8:294–300.

anterior, en combinación con el área motora del cíngulo medio, contiene representaciones de acciones, interfaces acciones-desenlaces, aprendizaje dependiente de desenlace, entre otros procesos de los cuales se hace cargo.

La corteza del cíngulo anterior incluye el área 32, la corteza cingulada pregenual, el área 25, la corteza cingulada subgenual y parte del área 24. La corteza del cíngulo anterior (CCA) recibe *inputs* fuertes de la corteza orbitofrontal. La CCA también está caracterizada por tener conexiones con la amígdala y con algunas áreas temporales corticales involucradas en la memoria, incluyendo el giro parahipocampal, el cual le provee a través de la corteza entorhinal un puente al hipocampo, sitio relacionado con la memoria. La CCA también se proyecta hacia la corteza prefrontal medial área 10.[97]

La corteza anterior del cíngulo, incluyendo el área cingulada subgenual área 25, tiene *outputs* que **pueden influenciar funciones autonómicas/viscerales vía el hipotálamo,** materia gris periacueductal del mesencéfalo y la ínsula. La corteza anterior del cíngulo se ve activada cuando se nos presenta información sobre desenlaces y se debe tomar una decisión.[98] Las neuronas en la CCA codifican información sobre acciones, desenlaces y predicción de errores.[99] Como dato interesante, se ha observado que la CCA también se activa ante olores desagradables.[100]

La corteza del cíngulo anterior recibe información de áreas neocorticales topológicamente cercanas, la corteza orbitofrontal,

97. Price JL (2006b) Connections of orbital cortex. In: Zald DH, Rauch SL (eds) *The orbitofrontal cortex*. Oxford University Press, Oxford, pp 39–55.
98. Walton ME, Devlin JT, Rushworth MF (2004) Interactions between decision making and performance monitoring within prefrontal cortex. *Nat Neurosci* 7(11):1259–1265.
99. Matsumoto M, Matsumoto K, Abe H, Tanaka K (2007) Medial pre- frontal selectivity signalling prediction errors of action values. *Nat Neurosci* 10:647–656.
100. Rolls ET, Kringelbach ML, de Araujo IET (2003a) Different representations of pleasant and unpleasant odors in the human brain. *Eur J Neurosci* 18:695–703.

la amígdala y proyecta información a una serie de áreas incluyendo áreas autonómicas localizadas en el tallo encefálico e ínsula, corteza media del cíngulo y núcleo estriado. Debido a que la valoración de la recompensa es importante en la producción de emociones, la corteza del cíngulo anterior se ve involucrada en las emociones.[101]

Corteza subgenual

Las áreas subgenuales de la corteza del cíngulo anterior corresponden a áreas 25, s24, s32 y la porción ventral del área 33 tiene *outputs* al hipotálamo y regiones autónomas del tallo encefálico, **y se ven involucrados en los procesos autónomos vinculados a las emociones.**[102]

Corteza del cíngulo medio

Podría estar involucrado en la selección de acciones a seguir.

Corteza del cíngulo posterior

La corteza posterior del cíngulo está implicada en procesamiento espacial, incluyendo visuoespacial. La corteza posterior del cíngulo tiene además conexiones procedentes de estructuras parietales tales como el precúneo (área de la corteza) y áreas parietales laterales. Esta área de la corteza está involucrada en funciones espacio-topográficas y funciones de la memoria relacionadas.[103]

La corteza del cíngulo posterior recibe conexiones de la corteza orbitofrontal. Es, además, una región con fuertes conexiones al giro parahipocampal, así como la corteza entorrinal, teniendo de esa manera

---

101. Rolls ET (2014a) Emotion and decision-making explained. *Oxford University Press*, Oxford.
102. Koski L, Paus T (2000) Functional connectivity of the anterior cingulate cortex within the human frontal lobe: a brain-mapping meta-analysis. *Exp Brain Res* 133:55–65
103. Rolls ET (2015) Limbic systems for emotion and for memory, but no single limbic system. *Cortex* 62:119–157.

una ruta dorsal al sistema de memoria hipocampal.[104] Adicional a todo esto, procesos tales como la autorreflexión y el pensar en la autoimagen activa la parte ventral de la corteza del cíngulo posterior.[105]

La corteza del cíngulo posterior recibe información de áreas neocorticales tales como la corteza parietal (la cual aporta representaciones espaciales) y luego la proyecta vía la corteza parahipocampal al hipocampo, donde provee el componente espacial para memorias episódicas correspondientes a objetos en el espacio. De esta manera sería la función relacionada a la memoria de la corteza del cíngulo.

Lóbulo temporal

El lóbulo temporal está principalmente involucrado en la memoria, audición, lenguaje y reconocimiento de objetos.

Haxby, Hoffman y Gobbini, en 2000, mostraron que, al igual que los adultos, en bebés de 2 meses de edad, al observar rostros, se activan áreas de reconocimiento facial tales como el giro temporal inferior derecho y el giro temporal superior de manera bilateral. Esto sugeriría que, a esta temprana edad, los infantes reclutan partes de la red de procesamiento facial que **se considera crucial para asignar significado social y afectivo a los rostros.**

Lóbulo temporal medial

En la actualidad se piensa que además de su papel en la formación de memorias episódicas, la función del lóbulo temporal medial también es imprescindible para el **comportamiento orientado a metas.**

104. Vogt BA, Laureys S (2009) The primate posterior cingulate gyrus: connections, sensorimotor orientation, gateway to limbic processing. In: Vogt BA (ed) *Cingulate neurobiology and disease*. Oxford University Press, Oxford, pp 275–308.
105. Kircher TT, Senior C, Phillips ML, Benson PJ, Bullmore ET, Brammer M, Simmons A, Williams SC, Bartels M, David AS (2000) Towards a functional neuroanatomy of self processing: effects of faces and words. *Brain Res Cogn Brain Res* 10(1–2):133–144.

Una de las características de la memoria episódica basada en las funciones del lóbulo temporal medial es la **flexibilidad representacional**, la cual se comprende como la habilidad para recuperar, acceder y generalizar conocimiento aprendido en contextos y configuraciones nuevas.[106]

Hipocampo

El hipocampo se trata de una estructura clave en la memoria episódica, con *inputs* de áreas corticales que procesan información sobre aspectos tales como espacio, acción, localización de eventos, etc. El sistema de memoria hipocampal puede asociar información sobre la presencia de objetos o caras, además de dónde está ubicada en el espacio. Se ha mostrado que la actividad de CaMKII (una proteína involucrada en cascadas de señalización intracelular) desempeña un papel importante en la potenciación a largo plazo en el hipocampo,[107] siendo este un importante mecanismo de cambios neuronales relacionados con la formación de memorias.

Amígdala

La amígdala es un mediador directo entre facetas el aprendizaje emocional y facilita operaciones relacionadas a la memoria en regiones tales como el hipocampo y la corteza prefrontal, regulando la actividad en estas últimas. La amígdala ha mostrado moderar metas cognitivas mediante interacciones complejas entre esta, la corteza prefrontal ventromedial y la corteza prefrontal dorsolateral.[108]

106. Eichenbaum, H. E., Cohen, N. J. (2001). From conditioning to conscious recollection: Memory systems of the brain. *New York: Oxford University Press.*
107. Malenka, R. C., Kauer, J. A., Perkel, D. J., Mauk, M. D., Kelly, P. T., Nicoll, R. A., Waxham, M. N. (1989). An essential role for postsynaptic calmodulin and protein kinase activity in long-term potentiation. *Nature*, 340(6234), 554-557.
108. Pessoa, L. (2009). How do emotion and motivation direct executive control? *Trends in Cognitive Sciences*, 13(4), 160–166

La amígdala es capaz de procesar estímulos que no pueden ser conscientemente percibidos y se cree está involucrada en la cognición social. Su activación se ha mostrado está correlacionada, por ejemplo, con estereotipos raciales de los cuales el individuo puede no ser consciente.[109]

El *condicionamiento clásico simple* consiste en un componente emocional, guardado en la amígdala y respuestas musculoesqueléticas almacenado en el hipocampo.[110]

Lóbulo parietal

El lóbulo parietal percibe nuestra sensación de tacto y es usado para el procesamiento y percepción de estímulos espaciales. En cuanto al aprendizaje motor, el lóbulo parietal combina las consecuencias sensoriales esperadas de los movimientos con retroalimentación para generar estimaciones actualizadas.[111,112]

Tálamo

Típicamente se ha creído que conexiones directas cortico-corticales transmiten información perceptual detallada, sensorimotora y cognitiva mientras que el tálamo se considera un sitio de relevo de información sensorial a la corteza. La evidencia anatómica muestra que los diferentes núcleos talámicos tienen conexiones anatómicas diferenciadas para las áreas de la corteza con la que cumplan roles de relevo.

109. Phelps, E. A., O'Connor, K. J., Cunningham, W. A., Funayama, E. S., Gatenby, J. C., Gore, J. C., & Banaji, M. R. (2000). Performance on indirect measures of race evaluation predicts amygdala activation. *Journal of cognitive neuroscience*, 12(5), 729-738.
110. Squire, L. R. (2004). Memory systems of the brain: A brief history and current perspective. *Neurobiology of Learning and Memory*, 82, 171–177.
111. Desmurget, M., Epstein, C.M., Turner, R.S., Prablanc, C., Alexander, G.E., Grafton, S.T., 1999. Role of the posterior parietal cortex in updating reaching movements to a visual target. *Nat. Neurosci.* 2 (6 Jun), 563–567.
112. Shadmehr, R., Krakauer, J.W., 2008. A computational neuroanatomy for motor control. *Exp. Brain Res.* 185, 359–381.

Se han propuesto al menos dos tipos de relevos talámicos. Existen aquellos relevos talámicos de primer orden, los cuales relevan *inputs* sensoriales de la periferia mediante vías ascendentes que llevan a sus *targets* interconectados en la corteza. Existen también relevos talámicos de orden superior, los cuales están recíprocamente interconectados con la corteza de asociación vía conexiones **corticotálamo-corticales. Núcleos talámicos de relevo de orden superior reciben muy pocos *inputs* sensoriales, en cambio sus mayores *inputs* parecen originarse de la capa V de la corteza.**

Núcleo mediodorsal

El núcleo mediodorsal (MD) del tálamo es un sitio de relevo cognitivo (antes de llegar a la corteza cerebral, los impulsos nerviosos hacen una sinapsis en el tálamo) que contribuye a los procesos del pensamiento, sin embargo, aún hace falta determinar de qué manera, mediante sus interconexiones con la corteza, este contribuye a la cognición.

Núcleo reuniens

Se sitúa en el nexo de un circuito entre el hipocampo y la corteza prefrontal medial, desempeñando un papel fundamental en la memoria y el comportamiento. El núcleo reuniens (NR) suele ser subdividido en su porción central o medial y lateral, a esta sección lateral en ocasiones refiriéndonos como el núcleo perirreuniens. El núcleo reuniens recibe una serie de proyecciones diversas y ampliamente distribuidas de sitios como es el tallo cerebral, hipotálamo, amígdala, corteza límbica, entre otros. A diferencia de su amplia gama de *inputs*, **las proyecciones provenientes del NR están virtualmente concentradas en áreas límbicas corticales,** tales como la corteza prefrontal orbital y medial, la corteza retrosplenia, la región parahipocampal (cortezas perirhinal y entorhinal) y el hipocampo.

El NR también se proyecta sustancialmente a áreas infralímbicas, prelímbicas, corteza anterior del cíngulo, corteza prefrontal medial y más con fibras que terminan densamente en las capas 1 y 5 de estas regiones. Estudios en animales mamíferos nos permiten conocer que las proyecciones del NR a la corteza prefrontal medial se origina predominantemente, aunque no de manera exclusiva, en núcleos del periNR.[113]

La corteza prefrontal medial es una fuente prominente de proyecciones que van de vuelta al NR medial formando fuertes conexiones recíprocas entre NR, núcleo perirreuniens y la corteza prefrontal medial. La corteza prefrontal medial también se conecta con el núcleo reticular talámico, el cual ejerce impulsos inhibitorios sobre el NR.

Se piensa que el NR desempeña un papel importante en procesos cognitivos y ejecutivos, **probablemente al orquestar la comunicación entre la corteza prefrontal medial y el hipocampo.**[114] El principal neurotransmisor con el que trabaja el NR es un aminoácido excitatorio que se presume sea aspartato y/o glutamato. Las neuronas del NR forman sinapsis asimétricas con neuronas del tipo piramidales, las interneuronas en el área hipocampal denominada CA1, el subcolículo y la corteza entorrinal.

Cabe recalcar que aunque el *input* directo de la corteza prefrontal medial al NR es glutamatérgico, la retroalimentación

113. Hoover WB, Vertes RP. 2012. Collateral projections from nucleus reuniens of thalamus to hippocampus and medial prefrontal cortex in rat: a single and double retrograde fluorescent labeling study. *Brain Struct Funct* 217: 191–209. doi:10.1007/s00429-011-0345-6

114. Dolleman-van der Weel, M. J., Griffin, A. L., Ito, H. T., Shapiro, M. L., Witter, M. P., Vertes, R. P., & Allen, T. A. (2019). The nucleus reuniens of the thalamus sits at the nexus of a hippocampus and medial prefrontal cortex circuit enabling memory and behavior. *Learning & Memory*, 26(7), 191-205.

inhibitoria del NR ocurre mediante una vía GABAérgica desde el núcleo talámico reticular.[115]

Las interacciones entre la corteza prefrontal medial y el hipocampo son de gran importancia para la función cognitiva. Se especula que el NR promueve estas interacciones, posiblemente mediante sincronización de ondas *gamma* y/o *theta* de manera que se favorezca la comunicación neuronal. Además, se ha mostrado que el NR está involucrado en la consolidación de memorias hipocampal-dependientes.[116]

La localización céntrica (es parte de los núcleos intralaminares del tálamo) del NR lo posiciona de una manera clave para coordinar la actividad a lo largo del sistema CPFm-NR-HC (corteza prefrontal medial-nucleus reuniens-hipocampo), generando así la idea que el NR sirve un rol crítico en la sincronización y control inhibitorio de estructuras a este relacionadas. El NR desempeña un papel en la navegación (posicionamiento de uno mismo en el espacio) y desplazamiento, memoria de trabajo espacial, organización temporal de la memoria y funciones ejecutivas. Como se ha mencionado anteriormente, NR puede servir como un *hub* primario entre la CPFm y el hipocampo, por ende, el comportamiento durante la navegación podría involucrar el sistema CPFm-NR-HC. En la actualidad se sugiere que el NR podría desempeñar un papel en la enfermedad de Alzheimer, en el autismo, depresión, epilepsia, esquizofrenia, entre otras.[117] Cabe

115. Halassa MM, Acsády L. 2016. Thalamic inhibition: diverse sources, diverse scales. Trends *Neurosci* 39: 680–693. doi:10.1016/j.tins.2016.08.001

116. Loureiro M, Cholvin T, Lopez J, Merienne N, Latreche A, Cosquer B, Geiger K, Kelche C, Cassel JC, Pereira de Vasconcelos A. 2012. The ventral midline thalamus (reuniens and rhomboid nuclei) contributes to the persistence of spatial memory. *J Neurosci* 32: 9947–9959. doi:10 .1523/JNEUROSCI.0410-12.2012.

117. Dolleman-van der Weel, M. J., Griffin, A. L., Ito, H. T., Shapiro, M. L., Witter, M. P., Vertes, R. P., & Allen, T. A. (2019). The nucleus reuniens of the thalamus sits at the nexus of a hippocampus and medial prefrontal cortex circuit enabling memory and behavior. *Learning & Memory*, 26(7), 191-205.

mencionar que **en la enfermedad de Alzheimer en particular existen patrones altamente específicos de ovillos neurofibrilares en el NR.**

Se puede destacar entonces que el sistema CPFm-NR-hipocampo y sus complejos circuitos resultan imprescindibles para los procesos relacionados a la memoria y el desempeño de funciones ejecutivas

Ganglios basales

En relación con el aprendizaje, los ganglios basales están implicados en cálculos probabilísticos y recompensa por una óptima selección de acciones.[118] Las conexiones asociativas entre la corteza y ganglios basales vía el *striatum* dorsomedial y núcleo caudado han sido asociadas con comportamientos orientados a objetivos y la selección de acciones que llevan a desenlaces deseados. También existen las conexiones de la corteza sensorial y motora con los ganglios basales, las cuales incluyen el *striatum* dorsolateral y putamen y podrían ser esenciales para el desarrollo de comportamientos habituados comandados por acciones relacionadas en respuesta a estímulos.[119]

La corteza integra el objetivo seleccionado por los ganglios basales con información correspondiente a dicho objetivo. Luego, las neuronas corticales se activan ante la selección del objetivo y posteriormente calibran acciones según si se ha alcanzado el objetivo o no. De esta manera, los ganglios basales aprenden a partir de los resultados de decisiones y no del resultado esperado, lo cual es un aspecto fundamental del aprendizaje.[120]

118. Hikosaka, O., Nakamura, K., Sakai, K., Nakahara, H., 2002. Central mechanisms of motor skill learning. Curr. Opin. *Neurobiol.* 12, 217–222.
119. Baladron, J., & Hamker, F. H. (2020). Habit learning in hierarchical cortex–basal ganglia loops. *European Journal of Neuroscience*, 52(12), 4613-4638.
120. Baladron, J., & Hamker, F. H. (2020). Habit learning in hierarchical cortex–basal ganglia loops. *European Journal of Neuroscience*, 52(12), 4613-4638.

Núcleo estriado

Se ha planteado que el núcleo estriado tiene un rol de comparador. Por ejemplo, en el contexto de control de movimientos, el núcleo estriado recibe una velocidad de referencia y la compara con la velocidad actual.[121,122]

Lesiones en el núcleo estriado dificultan el aprendizaje asociativo, mas no la capacidad de realizar generalizaciones con el conocimiento poseído.

Cerebelo

Se considera que el cerebelo mantiene un modelo del aparato motor, el cual es utilizado para predecir las consecuencias sensoriales de acciones, así como detectar errores en estas predicciones.[123,124]

121. Yin, H. H. (2014). Cortico-basal ganglia networks and the neural substrates of actions. In L. M. Chalupa, & J. S. Werner (Eds.), *Neurobiology of alcohol dependence*, chapter, vol. 18 (pp. 260– 278). London: Academic Press.
122. Yin, H. H. (2016). The basal ganglia and hierarchical control in voluntary behavior. In J.-J. Soghomonian (Ed.), *The Basal Ganglia novel perspectives on motor and cognitive functions*, chapter 20, (pp. 513– 566). Basel, Switzerland: Springer.
123. Krakauer, J.W., Mazzoni, P., 2011. Human sensorimotor learning: adaptation, skill, and beyond. Curr. Opin. *Neurobiol.* 21, 636–644.
124. Penhune, V.B., Steele, C.J., 2012. Parallel contributions of cerebellar, striatal and M1 mechanisms to motor sequence learning. Behav. *Brain Res.* 226, 579–591.

Funciones cerebrales

Sistema límbico

El término límbico fue usado por Paul Broca, francés nacido en 1824, para referirse a estructuras que estén al borde de los hemisferios. Otras estructuras límbicas incluyen el hipocampo y la amígdala, esta última con fuertes conexiones con la corteza orbitofrontal. De hecho, la amígdala y la corteza orbitofrontal son estructuras clave involucradas en las emociones y la valoración de recompensas con conexiones de áreas ventrales que decodifican de qué se tratan determinados estímulos.[125] Por motivos como estos, hoy en día se concibe que el concepto de un solo «sistema límbico» no es realista y que deberíamos considerar por separado la conectividad y funciones de las diversas estructuras límbicas en procesos de memoria y/o emoción.[126]

Hoy en día no se considera como un solo «sistema límbico», sino que se puede mencionar al menos tres subsistemas:

1. Un sistema límbico puede involucrar la amígdala, la corteza orbitofrontal y la corteza del cíngulo anterior para el componente emotivo.

2. Un segundo sistema límbico puede involucrar el hipocampo, corteza perirrinal y parahipocampal y corteza del cíngulo

---

125. Rolls ET (2014b) Emotion and decision-making explained: précis. *Cortex* 59:185–193.
126. Rolls ET (2015) Limbic systems for emotion and for memory, but no single limbic system. *Cortex* 62:119–157.

posterior y posibilitando la memoria episódica, incluyendo asociaciones objeto-espaciales y orden temporal.

3. Un tercer sistema límbico puede involucrar asociaciones de la corteza del cíngulo para aprendizaje basado en desenlaces, con la información de la acción entrando vía la corteza del cíngulo posterior, la información concerniente a la valorización de la recompensa mediante la corteza del cíngulo anterior, y las resultantes asociaciones dirigidas desde la corteza del cíngulo medio a áreas premotoras corticales.[127]

Emociones

Podemos definir las emociones como cambios periódicos en el organismo que reflejan la identificación de estímulos considerados importantes en el entorno y producen un cambio adaptativo fisiológico en respuesta.[128] Las emociones influyen en cómo aprendemos y existen vías corticales y subcorticales para el procesamiento de las emociones.

Es claro que los sentidos conscientes y las emociones están relacionados. La información visual, por ejemplo, es transferida a la amígdala vía el epitálamo y el núcleo pulvinar del tálamo. Se ha mostrado además que el pulvinar es uno de los componentes clave en las vías subcorticales, el cual rápidamente transmite información del colículo superior a la amígdala, permitiendo reacciones emocionales y comportamentales de manera veloz.

En concreto, partes fundamentales del cerebro emocional incluyen la amígdala, la corteza prefrontal medial, la cual está compuesta por la corteza prefrontal ventral medial (CPFVM) y la

127. Rolls, E. T. (2019). The cingulate cortex and limbic systems for emotion, action, and memory. *Brain Structure and Function*, 224(9), 3001-3018.
128. Fossati, P. (2012). Neural correlates of emotion processing: From emotional to social brain. *European Neuropsychopharmacology*, 22, S487–S491.

corteza prefrontal dorsal medial (CPFDM), así como el cíngulo anterior, ganglios basales e hipocampo.

La CPFVM está involucrada en procesos inconscientes relacionados a los estímulos, así como modulación de señales emocionales evocadas por la anticipación y predicciones sobre las consecuencias de las acciones de uno, **mientras que la CPFDM está asociada a procesos más cognitivos, conscientes e introspectivos**. Ambas áreas están involucradas en la auto-representación y procesos de autorreferenciación.

En cuanto a la relación entre neurociencias, emociones y placer, es importante tomar en cuenta que las regiones cerebrales que se vuelven activas durante eventos placenteros pueden no ser la fuente misma del placer, sino que más bien **podrían estar desarrollando otras funciones tales como valoraciones cognitivas, atención, memoria y/o toma de decisiones relacionadas con aquel placer.**

En el campo educativo, bajo la influencia de emociones enriquecedoras, los estudiantes prestan mayor atención a su sentido de autoeficacia.[129] El poder controlar a nivel individual y a nivel institucional las emociones, en especial las que causan distrés, se convierte en un factor importante en la motivación efectiva para el aprendizaje. Áreas relacionadas con el procesamiento de emociones, tales como el tálamo y áreas límbicas, así como áreas corticales, la corteza premotora y el sistema de neuronas en espejo se activan tanto durante la empatía emocional como la empatía cognitiva (tratar de imaginar lo que el otro siente y piensa, respectivamente). Cabe recalcar que la empatía cognitiva específicamente activa áreas en la corteza prefrontal involucradas en el lenguaje

---

129. Bandura, A., & Rivière, Á. (1982). Teoría del aprendizaje social.

y el procesamiento de contenido semántico (Nummenmaa et al., 2008), entendiéndose este como el indagar sobre el significado de las palabras o las frases.

Cada vez existe mayor evidencia de que el aprendizaje eficiente no ocurre cuando quien aprende está experimentando miedo o distrés, **puesto que bajo estas circunstancias la formación de conexiones con la corteza prefrontal se ve entorpecida.**

Una importante función del cerebro emocional es discriminar el valor de la información recibida, pero se ha mostrado que **si hay gran activación de la amígdala se interrumpe la acción y el pensamiento y se activan respuestas corporales críticas para la supervivencia.**

Cerebro social

Revisando los antecedentes sobre el tema, Brothers, en 1990, inicialmente incluyó la amígdala, la corteza orbitofrontal y los lóbulos temporales como componentes del cerebro social. Décadas más adelante, en 2008, Fiske y Taylor agregaron la corteza prefrontal medial y la corteza anterior del cíngulo como parte de este sistema.

La función social del cerebro ha sido descrita como un sistema integrador, dinámico y jerárquico de conexiones neuronales involucrada en formas más simples de procesamiento automatizado como la detección de estímulos socialmente relevantes, así como otras funciones relacionadas a procesamientos mentales complejos tales como reflexionar sobre el estado mental propio o el de un tercero. Estos procesos deben verse con un enfoque holístico, ya que la vida social humana es demasiado compleja para que su entendimiento pueda darse enfocándose exclusivamente en la operación de los subsistemas cerebrales en aislamiento.

Lenguaje

La evolución del cerebro humano es un fenómeno colectivo, no algo que ocurre en cada cerebro de manera aislada, y el lenguaje resulta ser fundamental para la transmisión de esta información. Hoy en día se plantea que, para este desarrollo cerebral, los bebés comprenden aspectos del lenguaje casi desde el momento de su nacimiento y ciertamente antes de sus primeras palabras.

El área de Wernicke, fundamental para el lenguaje, es una de las regiones cerebrales que casi con certeza podríamos decir que es única en los humanos.[130]

Por otra parte, estudios de adultos saludables muestran que el procesamiento gramatical recae más en las regiones frontales del hemisferio izquierdo, mientras que el procesamiento semántico y el aprendizaje de vocabulario activan las regiones posteriores laterales de ambos hemisferios. Se ha mostrado también que personas que aprenden un idioma no dependen únicamente de los sistemas del hemisferio izquierdo para procesamientos gramaticales, sino que utilizan ambos hemisferios.

Lectura

Estudios de neuroimagen tanto en niños como en adultos sugieren que los sistemas utilizados para leer el alfabeto y textos están lateralizados en el hemisferio izquierdo, y el procesamiento alfabético y ortográfico se ve principalmente asociado con activación de áreas parietales, occipitales y temporales. Por otra parte, cuando se trata de procesar características visuales, formas de letras y ortografía, las áreas occipitotemporales se ven con mayor actividad y el reclutamiento en áreas temporooccipitales aumenta conforme

---

130. V.S. Ramachandran, The Tell-tale Brain: Unlocking the Mystery of Human Nature, 19.

mejora la habilidad lectora, la misma que se ha visto disminuida en niños con dislexia.[131]

La conciencia fonológica se refiere a la habilidad para reconocer y manipular sonidos que componen palabras. El procesamiento fonológico parece estar concentrado en la unión temporoparietal.

Estudios de tomografía por emisión de positrones (PET) han mostrado diferencias en la organización del cerebro de personas que saben leer y las que no.[132] También se ha observado que regiones cerebrales distintas se activan durante repetición de sonidos sin formar palabras en personas letradas en comparación con iletradas.

Dislexia

Niños con dislexia, quienes suelen presentar déficits fonológicos (relacionados al sonido), muestran activación reducida en la unión temporoparietal cuando realizan tareas como decidir si diferentes letras riman o no. Estudios de campos magnéticos relacionados a eventos (Event Related Magnetic Fields) en niños con dislexia muestran organización atípica en el hemisferio derecho, la cual se piensa que se debe a mecanismos de compensación adoptados por el cerebro que presenta dislexia, los cuales requieren **mayor involucramiento del hemisferio derecho al leer.**[133] Adicional a esto, estudios de ERP sugieren que el sistema fonológico de niños con dislexia es inmaduro más que malformado.

131. Shaywitz, B., Shaywitz, S., Pugh, K., Mencl, W., Fulbright, R., Skudlarski, P., Constable, T., Marchione, K., Fletcher, J., Lyon, G., & Gore, J. (2002). Disruption of posterior brain systems for reading in children with developmental dyslexia. *Biological Psychiatry*, 101–110.
132. Castro-Caldas, A., Petersson, K.M., Reis, A., Stone-Elander S., & Ingvar, M. (1998). The illiterate brain. Learning to read and write during childhood influences the functional organization of the adult brain. *Brain, 121*, 1053–1063.
133. Heim, S., Eulitz, C., & Elbert, T. (2003). Altered hemispheric asymmetry of auditory P100m in dyslexia. *European Journal of Neuroscience, 17*, 1715–1722.

Los niños con dislexia suelen tener dificultades matemáticas asociadas. Si la dislexia tiene una base fonológica, es probable que el sistema matemático afectado en estos niños sería el fonológico sobre el cual se asienta el contar y calcular. Niños disléxicos con dificultades para las matemáticas muestran anomalías en este sistema, mas no en la activación de áreas matemáticas parietales y premotoras.

Matemáticas

Se ha argumentado que existe más de un sistema neuronal para la representación de números. Se sabe además que sistemas lingüísticos almacenan información sobre números, aunque no realizan cálculos. **Algunos problemas matemáticos sencillos (por ejemplo 2 × 2, 4 × 4, etc.) <u>están tan sobreaprendidos que se suelen guardar como memoria declarativa,</u>** mientras que cálculos más complejos parecen involucrar regiones visuoespaciales.

Áreas premotoras parietales en particular se activan tanto cuando se calcula usando los dedos como para los cálculos mentales. De esta manera, se argumenta que contar con los dedos tiene importantes funciones y consecuencias en el cerebro en desarrollo, **y en lugar de ser mal visto debería ser fomentado.**[134]

Atención

Raymond, en 2009, concluía que el aprendizaje requiere la unión de varios componentes vitales: atención, motivación y emoción, lo cual da lugar a la priorización y selección de información. **A la atención la describe como el grupo de mecanismos que permiten el procesamiento perceptual de un estímulo.**

---

134. Goswami, U. (2006). Neuroscience and education: from research to practice? *Nature reviews neuroscience*, 7(5), 406-413.

La motivación designa una meta o el orden de objetivos necesarios para completar una labor y guía la atención. Adicional a esto, Raymond resaltaba que la emoción puede influir y cambiar los procesos tanto de atención como de motivación.

Por otra parte, se ha mostrado que estímulos emocionales llaman y mantienen la atención más que estímulos neutros o aún estímulos novedosos mas no emocionales. La emoción y la motivación tienen roles cruciales para guiar el comportamiento e incluso se ha propuesto que estas señales deben ser incorporadas en las funciones ejecutivas.

Se entiende por funciones ejecutivas las habilidades que regulan el tren de pensamiento, las acciones y las respuestas emocionales de manera que se promueva el comportamiento basado en objetivos. Otros términos relacionados con esta función incluyen la autorregulación y el control cognitivo.

En cuanto a áreas de la corteza cerebral en particular, la corteza anterior del cíngulo se piensa está involucrada en la atención selectiva, evaluación de las emociones y monitorización de errores. Por otro lado, la corteza orbitofrontal parece estar involucrada en integrar la atención y la evaluación afectiva, motivación y aprendizaje de valores.

Atención, motivación y emoción están muy interconectados a nivel neuroanatómico y la amígdala los entrelaza.[135]

Sistema de recompensa

Las funciones cognitivas tales como atención, motivación, emoción y memoria están todas interconectadas por áreas responsables del placer y la recompensa. La recompensa involucra una serie de componentes clave tales como: gustar (la respuesta a un estímulo

---

135. Raymond, J. (2009). Interaction of attention, emotion and motivation. *Progress in Brain Research*, *176*(9), 293–308.

placentero), querer (anhelar un estímulo placentero) y el correspondiente aprendizaje.

El sistema de recompensa no funciona de manera independiente, sino que sus conexiones son de interfaz con otras vías cerebrales que afectan procesos cognitivos para influir sobre la planificación a llevarse a cabo

Aprendizaje

Definiremos *aprendizaje* como el proceso mediante el cual se obtiene conocimiento a través de la experiencia transformadora, lo cual involucra experimentar, reflexionar, formar conceptos y probar hipótesis que lleven a mayor experiencia.

En cuanto a los tipos de memoria que permiten este aprendizaje, se ha reportado que la memoria a corto plazo involucra procesos tales como modificaciones covalentes de proteínas existentes, mientras que la memoria a largo plazo requiere mecanismos más a largo plazo como lo es la expresión genética.

Neuromoduladores incluyendo acetilcolina, moléculas del tipo monoaminas, aminoácidos, lípidos, péptidos y neutrotrofinas se han visto involucradas en la mayoría de los rasgos de comportamientos y mecanismos mediante los que se solidifica el proceso de aprendizaje incluyendo el estado de vigilia, sueño, la motivación, las emociones y la memoria.

En cuanto a receptores, tanto receptores muscarínicos como nicotínicos están involucrados en la codificación de nuevas memorias y la neurotransmisión dopaminérgica ha mostrado ser esencial para la recuperación de información de la memoria a largo plazo en el núcleo estriado, por ejemplo.

Siendo un tanto específicos, la *data* sugiere involucramiento de receptores dopaminérgicos D1 y D2 en el núcleo accumbens, los cuales son necesarios para la consolidación de memoria espacial. La dopamina también se asocia a la motivación y a la memoria declarativa relacionada a la recompensa. Por otro lado, antagonismo de receptores D3 ha mostrado mejorar memoria, atención y aprendizaje al aumentar la liberación de acetilcolina y generar la activación de neuronas dopaminérgicas que se proyectan a la corteza prefrontal.

En cuanto a los tipos de aprendizaje, el aprendizaje declarativo es aquel que involucra memorias explícitas, mientras que aprendizaje no declarativo no requiere atención consciente. Ambos tipos de aprendizaje se asientan sobre la función de la memoria para desenvolverse.[136]

El aprendizaje es un proceso que involucra comunicación de múltiples niveles (cognitivo, emocional y fisiológico).

Sobre los niveles de profundidad de lo aprendido, **cuando las formas de aprendizaje son muy sencillas (X predice perfectamente Y), bastan redes subcorticales para sostener estos procesos.**[137] Un ejemplo de esto sería una respuesta pavloviana de condicionamiento al miedo en mamíferos, donde en experimentos un sonido precede a un *shock* eléctrico y el *shock* eléctrico nunca ocurre sin anteponerse dicho sonido, en este caso las proyecciones del tálamo auditivo a la amígdala y luego a la materia gris periacueductal en el mesencéfalo es el proceso mediante el cual ocurre este tipo de aprendizaje.[138]

A medida que el aprendizaje se vuelve más complejo, la memoria y la capacidad para evocar esta dependen cada vez de mayores interacciones entre la corteza cerebral y estructuras tales

---

136. Gilbert, C. D., Sigman, M., & Crist, R. E. (2001). The neural basis of perceptual learning. *Neuron*, *31*(5), 681-697.

137. Yavas, E., Gonzalez, S., Fanselow, M. S. (2019). Interactions between the hippocampus, prefrontal cortex, and amygdala support complex learning and memory. F1000 *Research*, 8.

138. Romanski LM, LeDoux JE: Equipotentiality of thalamo-amygdala and thalamo- cortico-amygdala circuits in auditory fear conditioning. *J Neurosci*. 1992; 12(11): 4501–9.

como el hipocampo. Tomemos una función cerebral que se basa en este tipo de conexiones por ejemplo, el aprendizaje procedimental, el cual se refiere a la adquisición de nuevo conocimiento sobre la realización de una tarea motora, logrado a través de la realización repetida de dicha tarea. Se ha sugerido que el aprendizaje procedimental es dependiente en redes neurales que reciben contribuciones críticas del cerebelo y ganglios basales. Ambas de estas estructuras están densamente interconectadas con el lóbulo frontal, en particular la corteza prefrontal dorsolateral.[139]

En cuanto a los mecanismos neurofisiológicos responsables de la transformación de memoria a corto plazo a memoria a largo plazo, se sabe que poco después que ha ocurrido el aprendizaje, la memoria es altamente dependiente del hipocampo y existe gran actividad en el mismo al momento de evocar dicha memoria. Luego de esto, **a medida que transcurren semanas a meses, el hipocampo va perdiendo protagonismo en las memorias y la corteza prefrontal comienza a generar consolidación de estas a largo plazo.**[140]

En cuanto a las emociones y el aprendizaje, estudiantes que experimenten emociones negativas tienden a ser menos autosuficientes y depender de monitoreo externo al realizar sus actividades.[141,142] Sutton, en 2008, proponía que las emociones de los profesores también deben ser tomadas en consideración ya que

139. Goldman-RakicPS (1987) Circuitry of primate prefrontal cortex and regulation of behavior by representational memory. In: PlumF (ed)Handbookof physiology. *Nervoussystem*, vol V, Higher functions of the brain, part 1. American Physiological Society, Bethesda, Md.
140. Lopez J, Herbeaux K, Cosquer B, et al.: Context-dependent modulation of hippocampal and cortical recruitment during remote spatial memory retrieval. *Hippocampus.* 2012;22(4): 827–41.
141. Pekrun R, Goetz T, Titz W, Perry R. P. (2002b). Positive emotions in education. In E. Frydenberg (Ed.), *Beyond coping: Meeting goals, visions, and challenges.* (pp. 149–174). Oxford, England: Elsevier.
142.Villavicencio, F. T., & Bernardo, A. B. I. (2013). Positive academic emotions moderate the relationship between self-regulation and academic achievement. *British Journal of Educational Psychology, 83*(2), 329–340.

podrían afectar su propia percepción, motivación y comportamiento así como el de sus estudiantes.

Contextualizar el aprendizaje como la labor mediante la cual el cerebro procesa computacionalmente una representación comportamentalmente útil del mundo experimentado elimina cualquier distinción entre la percepción y el aprender.

Como dato interesante, cabe mencionar que se ha asociado la habituación de un comportamiento con una mayor actividad en el núcleo estriado dorsolateral.[143]

Potenciación de largo plazo PLP (Long Term Potentiation [LTP])

Una de las características clave de la LTP es el aumento persistente en la eficacia de la sinapsis, acompañada de cambios estructurales en las espinas dendríticas, por ejemplo, en las sinapsis glutamatérgicas excitatorias.[144] Se hipotetiza que un sistema de segundo mensajero de la molécula cAMP con fosfatasas de proteínas determina cuándo puede ocurrir la potenciación de largo plazo. Se plantea que la LTP está vinculada al aprendizaje asociativo y a la memoria.

Recientemente ha habido bastante interés en un tipo específico de PLP denominado plasticidad en espiga dependiente de tiempo (*spike timing-dependent plasticity* [STDP]).

Memoria

Tradicionalmente, la relación entre estructuras cerebrales y memorias se ha conceptualizado mediante una relación en la cual

143. O'Hare, J. K., Ade, K. K., Sukharnikova, T., Hooser, S. D. V., Palmeri, M. L., Yin, H. H., & Calakos, N. (2016). Pathway-specific striatal substrates for habitual behavior. *Neuron*, 89, 472–479.
144. Harris, K. M., Fiala, J. C., and Ostroff, L. (2003). Structural changes at dendritic spine synapses during long-term potentiation. Philos. Trans. R. Soc. Lond., B, *Biol. Sci.* 358, 745–748.

estructuras específicas están ligadas a tipos particulares de aprendizaje. Bajo esta organización, el hipocampo está asociado a la memoria episódica, el *striatum* (núcleo estriado) al aprendizaje de habilidades, la neocorteza con aprendizaje perceptual y la amígdala con la memoria y aprendizaje emocional.[145] Aunque esta manera de entender el aprendizaje y la memoria ha contribuido a la comprensión de este, se crea la ilusión de que existe una correspondencia simple, uno a uno, entre una estructura en particular, lo cual no necesariamente es el caso. Hoy en día un pensamiento más actualizado considera que aún modestas memorias complejas emergen a partir de las interacciones entre una variedad de áreas cerebrales.

Neurotransmisores

Convencionalmente, uno de los sistemas neurotransmisores más importantes implicados en la regulación de la formación de memorias es el sistema colinérgico. La bibliografía actual, sin embargo, certifica que otras sustancias y estructuras también pueden estar asociadas a estos procesos, por ejemplo, el sistema de dopamina, los receptores de NMDA, receptores serotoninérgicos, etc. La nicotina también es una de las principales sustancias asociadas tanto con aprendizaje como memoria, así como poseer un efecto procognición. La nicotina puede ejercer sus efectos en la memoria de una manera directa a través de sus receptores nicotínicos o de manera indirecta, trabajando a la par, sinérgicamente, con otros sistemas de neurotransmisores.

Las catecolaminas, incluyendo la dopamina y norepinefrina, son de los principales neurotransmisores que median una variedad

---

145. Squire LR, Zola SM: Structure and function of declarative and nondeclarative memory systems. *Proc Natl Acad Sci USA*. 1996; 93(24): 13515–22.

de funciones en el sistema nervioso central tales como función motora, cognición, emoción, procesamiento de memorias, modulación endocrina, entre otras. Dentro de estas, la noradrenalina no solo es necesaria durante las primeras etapas de la formación de memoria, sino también durante los procesos de consolidación, viéndose sus efectos observados horas después de entrenamientos.

En cuanto a los receptores D1 de dopamina son de los principales moduladores de funciones cognitivas tales como la memoria y el aprendizaje.

Hoy en día se sabe que los receptores de NMDA pueden ser activados por el sistema nicotínico, aunque los mecanismos exactos de estimulación aún no han sido descubiertos.

También se sabe que la nicotina puede favorecer la liberación de otros neurotransmisores, incluyendo glutamato y activando así los receptores NMDA. En la enfermedad de Alzheimer, por ejemplo, no solo está hipoactivo el sistema nicotínico, sino que también hay una disminución de receptores NMDA.

En cuanto a la serotonina, también llamada 5 hidroxitriptamina, se sintetiza a partir del triptófano gracias a las enzimas triptófano hidroxilasa y decarboxilasa de ácido amino aromático. Esta sustancia puede unirse a alrededor de siete tipos de receptores, cada uno de ellos con sus subtipos. El receptor 5HT de serotonina es uno de los miembros más recientemente descritos de la familia de receptores de serotonina. De manera funcional, este receptor está asociado a una serie de procesos fisiológicos y patológicos, incluyendo el ritmo circadiano, el control de la memoria, la locomoción y actividades de los sentidos.

Tanto el sistema nervioso central como el periférico cuentan con receptores de serotonina. Este sistema de neurotransmisor tiene numerosos efectos en los sistemas cardiovascular, gastrointestinal, regulador de temperatura y determina también trastornos afectivos (afectaciones en el estado de ánimo).

El aminoácido excitatorio glutamato es el transmisor aminoácido más abundante en el sistema nervioso central involucrado en la memoria y el aprendizaje. El papel del glutamato en la memoria principalmente concierne a la **potenciación a largo plazo**, un mecanismo de almacenamiento de las memorias. De entre los receptores glutamatérgicos, NMDA es el receptor más importante involucrado en la generación de la potenciación a largo plazo. Mientras tanto, GABA es el principal neurotransmisor inhibitorio en el sistema nervioso central y está distribuido de manera abundante en regiones cerebrales involucradas en la memoria y el aprendizaje. En cuanto a las neuronas histaminérgicas, ellas están asociadas con los ciclos sueño-vigilia, la ingesta de agua, la actividad motora y nocicepción (percepción del dolor).

Otros neuromoduladores

La galanina es un neuropéptido al que se le atribuye cualidades que favorecen la memoria y el aprendizaje hipocampal. Existen otros péptidos tales como somatostatina, cortitatina, tachykinina, polipéptido intestinal vasoactivo, péptido relacionado al gen de la calcitonina, neuropéptido Y y polipéptido activador de la adenilato ciclasa pituitaria entre otros que desempeñan un papel en aprendizaje y memoria. De manera similar, factores neurotróficos tales como factor de crecimiento de nervio y neurotrofinas han mostrado afectar la memoria mediante la modulación de sistemas colinérgicos y glutamatérgicos.

Desde un contexto bastante amplio, las memorias a largo plazo se suelen separar entre aquellas que consten de procesos declarativos y no declarativos. Otro tipo de memoria sería la episódica. La memoria episódica es la memoria para eventos específicos y es influenciada por los estímulos emocionales. Las memorias episódicas son flexibles, pueden ser recuperadas y accedidas mediante señales parciales, y pueden ser generalizados a nuevos contextos y estímulos.[146]

Lupien, en 1997, clasificaba el procesamiento de la memoria en tres etapas: adquisición, consolidación y recuperación. Aunque sus nombres lo describen bastante bien, *adquisición* corresponde al tiempo en el que el individuo adquiere la información a ser recordada, *Consolidación* es la conversión de memoria a corto plazo en memoria a largo plazo y, finalmente, *recuperación* es el proceso de recordar una memoria.

Luego, una de las clasificaciones más básicas de la memoria también fue propuesta por Miyasita en 2004 y se la describe como memoria a corto plazo o memoria de trabajo y memoria a largo plazo.

Algunos tipos de memoria están concentrados en el lóbulo temporal, tal como la memoria visual, mientras que otros tipos de memoria están conectados con otras regiones cerebrales más allá de los lóbulos temporales, en particular la memoria implícita, el aprendizaje perceptual, la capacidad de discernimiento entre las cualidades de estímulos, entre otros.

Las emociones positivas benefician en gran medida los procesos de formación de las memorias.[147] La interacción entre emoción y memoria involucra la recolección de contenidos con aspectos emocionales, y la manera como las emociones influyen en la formación de aquella memoria. Los eventos emocionales influyen sobre la memoria, y la excitación emocional afecta las etapas codificadoras y consolidadoras de esta.

---

146. Cohen, N. J. (1984). Preserved learning capacity in amnesia: Evidence for multiple memory systems. In L. Squire & N. Butters (Eds.), *The neuropsychology of memory* (pp. 83-103). New York: Guilford Press.
147. Hamann, S. (2001). Cognitive and neural mechanisms of emotional memory. *Trends in Cognitive Science*, 5(9), 394–400.

En cuanto a las estructuras cerebrales involucradas en la memoria emocional, la amígdala, la corteza prefrontal y los lóbulos temporales construyen un sistema complejo para la consolidación de recuerdos y las etapas iniciales de recuperación de estos. **Este sistema de circuitos cerebrales se relaciona con el sistema hipotalámico-pituitario-adrenal.**

Acerca de un mecanismo en particular, la potenciación de largo plazo (Long Term Potentiation [LTP]) y la activación de la Responsive Element Binding Protein (CREB) en respuesta al monofosfato cíclico de adenosina (cAMP) son dos aspectos claves en la formación de memorias a largo plazo.

La memoria declarativa o explícita se divide en memoria semántica (la cual recuerda hechos) y memoria episódica (la cual recuerda eventos). Se trata de dos sistemas separados para la memoria. La memoria no declarativa o implícita se clasifica en procesal (la cual tiene que ver con habilidades), memoria de representación perceptual (la cual tiene que ver con sensaciones recordadas) y memoria simple de condicionamiento clásico (la cual corresponde a respuestas emocionales o musculoesqueléticas).

Las áreas cerebrales importantes para la representación de imágenes mentales y tareas de memoria de trabajo espacial incluyen la corteza medial parietal, la corteza retrosplenial, el hipocampo posterior derecho, la corteza del cíngulo derecha, la corteza fusiforme izquierda y el surco izquierdo posterior inferior frontal.[148] Esto no quiere decir que las estructuras a la derecha del cerebro no desempeñen un papel, sino que las estructuras a la izquierda de la línea media tienen una influencia predominante.

---

148. Gazzaniga, M. S. (Ed.). (2004). *The cognitive neurosciences* (3rd ed.). Cambridge, MA: Massachusetts Institute of Technology.

Desde un marco asociativo conceptual, el mecanismo de aprendizaje no puede ser separado del mecanismo de expresión de la memoria.

Tomando una óptica psicológica, el aprendizaje es la formación de asociaciones y **la memoria es la translación de la asociación en un cambio en el comportamiento.** A un nivel neurocientífico, el aprendizaje es el recableado de las neuronas gracias a su plasticidad y en base a las experiencias. La memoria reside en los efectos de este cambio en la conectividad neuronal.

Los mecanismos de aprendizaje extraen información potencialmente útil a partir de experiencias, mientras que la memoria lleva la información obtenida a lo largo del tiempo de una manera accesible a la conciencia. La teoría computacional de la mente plantea que un nivel de análisis es necesario al conectar la neurociencia con el fenómeno del comportamiento, y este análisis es el de los procesos computacionales que el cerebro desempeña al extraer información comportamentalmente útil a partir de experiencia en bruto. [149]

Mecanismos neurobiológicos de la formación de memorias

Las llamadas «moléculas de adhesión celular» están involucradas en cambios sinápticos sobre los cuales subyace la formación y consolidación de memorias, en especial las moléculas L1 y las Neural Cell Adhesion Molecule (NCAM).[150] Tanto L1 como NCAM median comunicaciones célula-célula y célula-matriz extracelular, alterando las propiedades de la membrana neuronal así como cascadas de señalización intracelular que incluyen la cascada de

149. Marr D. 1982. *Vision*. San Francisco, CA: Freeman.
150. Rose, S. P. (1995). Glycoproteins and memory formation. *Behavioural brain research*, 66(1-2), 73-78.

fosfolípidos de inositol, calcio intracelular y kinasas no receptores de la familia Src.[151]

Para que ocurra la memoria a corto plazo, deben ocurrir modificaciones postraduccionales en una serie de proteínas, de las cuales son comunes algunas denominadas como fosforilación, ubiquitinación, palmitoilación, glicosilación y acetilación, mientras que en la memoria a largo plazo los cambios en la transcripción de genes y consecuente síntesis de proteínas son de suma importancia.[152]

> ¿Sabías qué? En contraste con las memorias declarativas, la adquisición de memorias de procedimiento no necesariamente requieren intervención por parte del hipocampo.[153]

Memoria episódica

Las memorias episódicas son flexibles y pueden ser accedidas mediante estímulos parciales. Por ello, también pueden ser generalizadas a nuevos estímulos y nuevos contextos.

Una variedad de estudios sugiere que la representación episódica puede influenciar el comportamiento sin evidencia de que estos estímulos lleguen a la parte consciente del cerebro.[154,155,156]

151. Sunyer, B., Diao, W., & Lubec, G. (2008). The role of post-translational modifications for learning and memory formation. *Electrophoresis*, 29(12), 2593-2602.

152. Lee, H. K., Takamiya, K., Han, J. S., Man, H., Kim, C. H., Rumbaugh, G., ... & Huganir, R. L. (2003). Phosphorylation of the AMPA receptor GluR1 subunit is required for synaptic plasticity and retention of spatial memory. *Cell*, 112(5), 631-643.

153. Ackermann, S., & Rasch, B. (2014). Differential effects of non-REM and REM sleep on memory consolidation? *Current neurology and neuroscience reports*, 14(2), 1-10.

154. Barense, M. D., Bussey, T. J., Lee, A. C., Rogers, T. T., Davies, R. R., Saksida, L. M., et al. (2005). Functional specialization in the human medial temporal. *Journal of Neuroscience*, 25, 10239-10246.

155. Ferbinteanu, J., Kennedy, P. J., & Shapiro, M. L. (2006). Episodic memory—from brain to mind. *Hippocampus*, 16, 691-703.

156. Preston, A. R., & Gabrieli, J. D. (2008). Dissociation between explicit memory and configural memory in the human me- dial temporal lobe. *Cerebral Cortex*, 18, 2192-2207.

En cuanto a la memoria episódica, esta parece depender críticamente del lóbulo temporal medial, incluyendo el hipocampo y las regiones corticales que lo rodean.[157] Lesiones del lóbulo temporal medial perjudica nuevo aprendizaje episódico mientras que otros procesos de aprendizaje se mantienen indemnes.[158] Asimismo, estudios de resonancia magnética funcional han corroborado la actividad del lóbulo temporal medial durante procesos de aprendizajes, **actividad que predice la formación exitosa de memorias episódicas.**[159] Se piensa además que la corteza prefrontal contribuye con la memoria episódica al interactuar con el lóbulo temporal medial para controlar y guiar procesos mnemónicos necesarios tanto para la codificación como para la recuperación de las memorias.

Memoria no declarativa

Es una forma inconsciente, no intencional de memoria que se expresa a través de desempeño en lugar de recuperación o recolección.

Memoria de trabajo

Se le llama memoria de trabajo a la retención de una relativamente pequeña cantidad de información en una manera rápidamente accesible. La memoria de trabajo facilita la planificación, comprensión, razonamiento y solución de problemas. Es información mantenida en la mente y usada en la ejecución de tareas cognitivas.

---

157. Eichenbaum, H. E., & Cohen, N. J. (2001). From conditioning to conscious recollection: Memory systems of the brain. *New York: Oxford University Press*.
158. Myers, C. E., Shohamy, D., Gluck, M. A., Grossman, S., Kluger, A., Ferris, S., et al. (2003). Dissociating hippocampal versus basal ganglia contributions to learning and transfer. *Journal of Cognitive Neuroscience*, 15, 185-193.
159. Paller, K. A., & Wagner, A. D. (2002). Observing the transformation of experience into memory. *Trends in Cognitive Science*, 6, 93-102.

Ya John Locke en 1690 distinguió entre contemplación, mantener una idea en mente y memoria, **así como el poder de revivir una idea una vez que esta ha desaparecido de la mente.**[160]

Memoria espacial de trabajo

La memoria espacial de trabajo depende de la conectividad funcional de, entre otras áreas, la corteza prefrontal medial y el hipocampo.

Hipocampo

En un estudio muy famoso en el año 2000, Maguire y colaboradores comprobaron que los hipocampos derechos de conductores de taxis en Londres, en su porción posterior y áreas responsables de la navegación espacial, eran 7 % más grandes que lo normal.[161]

Hoy en día se piensa que **tanto la memoria semántica como la episódica son consolidadas en el hipocampo,** el cual está localizado en el lóbulo temporal en su área medial.[162,163]

Cabe recalcar que **las memorias semánticas (acerca de hechos) formadas a lo largo del tiempo no requieren del hipocampo para ser recuperadas porque estas memorias son recuperadas desde la corteza cerebral** (Miyashita, 2004).

El hipocampo, por su parte, es esencial para la consolidación de memorias a largo plazo (Miyashita, 2004) El hipocampo parece

---

160. Locke, J. (1690). *An essay concerning human understanding.* London: Thomas Bassett.
161. Maguire, E. A., Gadian, D. G., Johnsrude, I. S., Good, C. D., Ashburner, J., Frackowiak, R. S., & Frith, C. D. (2000). Navigation-related structural change in the hippocampi of taxi drivers. *Proceedings of the National Academy of Sciences,* 97(8), 4398-4403.
162. Miyashita, Y. (2004). Cognitive memory: Cellular and network machineries and their top-down control. *Science, 306,* 435–4.
163. Squire, L. R. (2004). Memory systems of the brain: A brief history and current perspective. *Neurobiology of Learning and Memory, 82,* 171–177.

estar involucrado en la representación espacial y la navegación. **El hipocampo es también una estructura clave en la formación de memorias episódicas, con *inputs* de conexiones corticales sobre espacio, acción, lugar de los eventos, así como procesamiento del qué está ocurriendo.**

Memoria a largo plazo

La regla de Hebb, la potenciación de largo plazo (Long Term Potentiation [LTP]) y la formación de proteína CREB son algunos de los mecanismos que están asociados con la formación de memorias a largo plazo. **Se plantea que para que las memorias a corto plazo sean convertidas en memorias a largo plazo deben ocurrir cambios estructurales dentro de las neuronas** (Miyashita, 2004). Por ejemplo, se sabe que hay un aumento en síntesis proteica que lleva a la reorganización estructural de las neuronas.

La activación de la proteína CREB, por su parte, ha estado implicada en la formación de memorias a largo plazo. **Sin activación de proteína CREB, las memorias a corto plazo no son convertidas en memorias a largo plazo.**[164]

La memoria episódica puede ser evocada y accedida con base en estímulos conocidos, y sus principios pueden ser generalizados a nuevos contextos y estímulos,[165] mientras que la memoria a largo plazo suele separarse en procesos declarativos y no declarativos.

Pese a que la memoria episódica suele ser explícita e involucra la atención consciente, numerosos estudios sugieren que memorias

---

164. Collins, J. W. (2007). The neuroscience of learning. *Journal of Neuroscience Nursing*, 39(5), 305-310.
165. Cohen, N. J., & Eichenbaum, H. (1995). Memory, amnesia, and the hippocampal system. *MIT press*.

episódicas pueden influir en el comportamiento sin evidencia de que esto se dé bajo un proceso consciente.[166,167]

Neuroplasticidad

La neuroplasticidad implica la capacidad del cerebro para adaptarse a circunstancias cambiantes, estímulos y demás factores del estilo de vida, así como trasladar funciones en el caso de lesiones, de manera que la funcionalidad se perjudique lo menos posible.

En cuanto a los mecanismos de neuroplasticidad, uno de los que resalta es el sistema de ubiquitina-proteasoma, el cual desempeña un papel en la regulación de la abundancia de proteínas pre- y postsinápticas que influyen en el desarrollo sináptico, función sináptica, liberación de neurotransmisores, así como alteraciones en la densidad postsináptica, crecimiento y estabilidad de espinas dendríticas.[168]

Motricidad

El movimiento es uno de los aspectos más importantes de la vida humana. Es un importante método mediante el cual los niños comienzan a conocerse a sí mismos y su entorno, de tal manera que presenta al niño una gran oportunidad para el fenómeno del aprendizaje. En ese sentido, las habilidades motrices le permiten a los niños ganar control sobre su entorno.

Psicólogos como Graf plantean que la actividad física y las experiencias motrices en general son la manera más obvia e importante en la que el entorno estimula el crecimiento de facultades

166. Barense, M. D., Bussey, T. J., Lee, A. C., Rogers, T. T., Davies, R. R., Saksida, L. M., ... & Graham, K. S. (2005). Functional specialization in the human medial temporal lobe. *Journal of Neuroscience* 25(44), 10239-10246.

167. Daselaar, S. M., Fleck, M. S., Prince, S. E., & Cabeza, R. (2006). The medial temporal lobe distinguishes old from new independently of consciousness. *Journal of Neuroscience*, 26(21), 5835-5839.

168. Jason, J. Y., & Ehlers, M. D. (2005). Ubiquitin and protein turnover in synapse function. *Neuron* 47(5), 629-632.

mentales.[169] De esta manera, actividades motoras crean oportunidades para aprendizaje de conceptos cognitivos, además de ser momentos de disfrute para los niños.[170]

En cuanto a las habilidades motrices finas, estas se refieren a actividades que requieran precisión y destreza, tales como tareas de manipulación, mientras que la motricidad gruesa consta de actividades que se refieren a movimiento de grandes músculos y partes del cuerpo, tales como actividades de locomoción.

Otro punto importante por considerar es que, a diferencia de los movimientos reflejos, los cuales son dados por factores genéticos, los movimientos fundamentales son afectados por factores ambientales. **Durante la infancia, factores ambientales tales como oportunidades de entrenamiento, retroalimentación positiva, educación física y demás disciplinas desempeñan un papel importante en el desarrollo motor.**

Los movimientos fundamentales se dividen en tres grupos: movimientos de locomoción, movimientos no locomotores y habilidades de manipulación. Los movimientos de locomoción son un grupo de movimientos que involucran que el cuerpo se desplace de un sitio a otro; los no locomotores se refieren a aquellos concernientes al balance y transferencia de peso. También están descritas las habilidades de rotación, los cuales rotan el cuerpo alrededor de un eje longitudinal, lateral o medial.

Mientras el aprendizaje motor secuencial permite la adquisición de habilidades motoras complejas, la adaptación motora permite el mantenimiento de constante desempeño adecuado en respuesta a cambios en el cuerpo o en el entorno. La adaptación observacional

169. Haywood, K. M., & Getchel, N. (2014). *Life span motor development*. Champaign, IL: Human Kinetics.
170. Gilbert, J. L.; Harte, H. A., & Patrick, C. (2011). Purposeful play leads to school readiness. *Dimensions of Early Childhood*, 39 (1), 29-37.

motora describe cómo individuos pueden aprender a responder a perturbaciones sensoriomotoras al observar a alguien más adaptando sus movimientos a esas mismas perturbaciones. Los procesos visuales y motores no parecen actuar de manera aislada.

La complejidad de las sociedades actuales, los problemas de las grandes ciudades, vivir en departamentos, transportarse en autos y la falta de infraestructura adecuada han causado pobreza en los movimientos de la mayoría de los niños. Debido a los períodos sensibles para el desarrollo motor, y dado que los niños son lábiles ante la exclusión de actividades motoras, es necesario que ellos tomen parte activa en este aspecto para optimizar su desarrollo.

Motricidad gruesa

El desarrollo motor grueso se refiere a los cambios de posición del cuerpo y el control que se tiene sobre el mismo para mantener el equilibrio, la postura y la coordinación.

Motricidad fina

Se denomina «motricidad fina» a la habilidad para controlar movimientos a través de actividades de coordinación del sistema nervioso con las manos y dedos e incluyen ejemplos tales como: escribir, atar cuerdas y cordones, pasar las páginas de un libro, cortar con tijeras, manipular plastilina, doblar papel, manipular la *tablet* o el *smartphone*, etc.

El desarrollo de motricidad fina parece ser un factor muy importante en el proceso de desarrollo de habilidades cognitivas temprano en la infancia.

Hitos en el desarrollo

Durante los primeros años de vida, los niños con sus habilidades motrices comienzan a buscar en su entorno, ganan experiencia y aprenden mediante autoevaluación sobre sus habilidades, debilidades, así como forma su autoconcepto.

La percepción del olfato ayuda a los recién nacidos a navegar el mundo extrauterino y es crítica para la localización del pezón y la instauración de la lactancia materna. Se ha mostrado que el olor a calostro genera activación de la corteza prefrontal medial izquierda en bebés.[171]

Los infantes son muy receptivos ante los tonos de voz y manera de hablar, **prefiriendo los diálogos dirigidos a infantes (Infant Directed Speech) por encima de los diálogos dirigidos a adultos (Adult Directed Speech)**. Solo para estar claros, el diálogo dirigido a infantes consiste en hablar con tono de voz y delicadeza característica al momento de dirigirse a un bebé. Esto se comprobó en el experimento de Saito, Aoyama et al. (2007) donde se utilizó fNIRS para comprobar que el diálogo dirigido a infantes **generaba mayores respuestas en la corteza prefrontal medial en comparación al diálogo dirigido a adultos.** También se ha observado que los infantes son capaces de discriminar entre diálogo dirigido a adultos y diálogo dirigido a infantes, tanto en personas conocidas como en desconocidos.

La corteza prefrontal medial y la corteza prefrontal lateral, en el hemisferio izquierdo, se han visto aumentadas en su actividad cuando la madre realiza un diálogo dirigido al infante. Un estudio con fMRI de Dehaene et al. (2002) mostró que una región en el giro angular izquierdo, localizado en lóbulo temporal en su región posterosuperior, así como la corteza parietal inferior discriminaba entre grabaciones reproducidas de manera normal y en reversa,

---

171. Sobel, N., Prabhakaran, V., Desmond, J. E., Glover, G. H., Goode, R. L., Sullivan, E. V., & Gabrieli, J. D. E. (1998). Sniffing and smelling: Separate subsystems in the human olfactory cortex. *Nature*, 392, 282–286.

generando mayor activación de estas áreas en aquellas que eran reproducidas de manera normal.[172] Otra área cerebral que se activa con grabaciones reproducidas no en reversa sino hacia adelante es la corteza prefrontal lateral del lóbulo derecho.

Algunos hitos puntuales

Según la OMS, un niño puede comenzar a caminar entre los 9 y 17 meses.

A los 7 meses de gestación casi todas las neuronas que comprenderán el cerebro maduro han sido formadas. **El desarrollo cerebral posterior al nacimiento consiste casi exclusivamente del crecimiento de axones, sinapsis y dendritas, en un proceso llamado *sinaptogénesis.***

En la corteza visual y auditiva hay una sinaptogénesis temprana muy intensa, con una densidad máxima de 150 % lo que tendría un cerebro adulto entre los meses 4 y 12 de edad.

Para áreas tales como la corteza prefrontal, la densidad de sinapsis se incrementa lentamente y llega a un punto máximo pasado el año de edad. La reducción de densidad sináptica hasta llegar a niveles de adulto no ocurre sino hasta las edades de 10 a 20 años.

2 años: La densidad sináptica de la corteza visual regresa a niveles iguales a los del adulto entre los 2 y 4 años de edad.

3 años: Tienen la habilidad de agarrar objetos con el pulgar y el índice.

4 años: Habilidades motoras finas inician su desarrollo. El metabolismo cerebral, medido según el consumo de glucosa el cual se correlaciona con la función sináptica, está por encima de niveles

---

172. Dehaene-Lambertz, G., Dehaene, S., & Hertz-Pannier, L. (2002). Functional neuroimaging of speech perception in infants. *Science*, 298, 2013–2015.

adultos durante los primeros años de edad, llegando a un punto máximo de 150 % el valor adulto entre los 4 y 5 años de edad.

6 años: Atan cordones, abotonan y desabotonan.

10 años: El metabolismo cerebral se ha reducido a niveles adultos en la mayoría de regiones corticales. Hay estallidos de sinaptogénesis, picos de densidad y luego reordenamiento sináptico con posterior estabilización mediante mielinización ocurriendo esto en diferentes momentos y a diferentes tasas según la región cerebral.

El volumen cerebral se cuadruplica entre la infancia y la edad adulta, **debido a la proliferación de conexiones,** mas no al desarrollo de nuevas neuronas.

Aun en gemelos idénticos, existe una impactante diferencia entre la variación del tamaño de estructuras cerebrales y en el número de neuronas que estas regiones cerebrales utilizan para llevar a cabo funciones idénticas.

Uno niño que no goce de *expertise* en habilidades motoras correspondientes a su edad tendrán que enfrentar serios retos en cuanto al comportamiento y desarrollo por ser ignorados en deportes y juegos.[173] Durante la actividad física, los niños simultáneamente piensan, juegan, sienten, aprenden y se fortalecen. Dicho de otra manera, ¡jugar y la actividad física son la vida misma del niño!

Investigadores como Gopnik, Meltzoff y Kuhl concluyen que **las mentes de los bebés son tan ricas, abstractas, complejas y poderosas como las de nosotros.** Los bebés piensan, razonan, aprenden, de tal manera que el número de neuronas no aumenta, mas las conexiones entre ellas se incrementan.

---

173. Efstratopoulou, M., Simons, J. & Kourtessis, T. (2003). The measurement of thinking creatively in action and movement in mentally retarded and non-retarded children. *Journal of Human Movement Studies*, 44, 417-431.

Navegación y representación espacial

Asumir que un cerebro representa en la mente un espacio es asumir que este idea una o más coordenadas espaciales que codifican un lugar o un punto de referencia. También asume mecanismos cerebrales para estimar distancia y dirección

Los marcos de referencia para la navegación espacial caen en dos categorías: egocéntricas (centradas en el individuo) y alocéntricas (centradas en lo externo). Un ejemplo de marco egocéntrico es el punto de referencia de los ojos o de la cabeza del individuo. Ejemplos de marcos de referencia alocéntricos incluyen el marco geocéntrico (centrado en el planeta), el marco de referencia de un espacio cerrado, el marco de referencia de un objeto, etc.

Gimnasia

La gimnasia incluye ejercicios físicos que desarrollan fuerza, resistencia, flexibilidad, agilidad, coordinación, control de movimientos, etc. La gimnasia está compuesta de movimientos básicos tales como caminar, correr, saltar, balancearse. A través de estos movimientos los niños mejoran su fuerza y coordinación neuromuscular (conexión sistema nervioso con músculos). Otro beneficio de la gimnasia es que aumenta la flexibilidad de músculos, tendones y extiende o mantiene el rango de movimientos.[174]

Recompensa y motivación

Un estudio de resonancia magnética funcional sobre la diferencia entre la recompensa intrínseca y extrínseca encontró que **las motivaciones intrínsecas utilizan la corteza de la ínsula en gran medida mientras que las motivaciones extrínsecas usan más**

---

174. Mitchell D, Davis B, Lopez R. (2002). Teaching fundamental gymnastics skills. *Human Kinetics.*

la corteza posterior del cíngulo, un área relacionada a los sistemas de valoración.[175]

Se ha observado que neuronas dopaminérgicas en el diencéfalo basolateral se despolarizan en respuesta a eventos que ocurren de manera impredecible. Señales en las neuronas mesolímbicas dopaminérgicas codifican la probabilidad e incertidumbre de estímulos de refuerzo (Fiorillo et al., 2003)[176]

Neuronas en espejo

Las neuronas en espejo fueron identificadas originalmente en cortezas premotoras de monos en los inicios de la década de los 1990[177] y desde entonces ha dominado el campo del entendimiento del aprendizaje observacional desde una perspectiva de neurociencia cognitiva. Comprender cómo ocurre el aprendizaje observacional en el mundo real requerirá un marco neurocientífico que tome en cuenta cómo los procesos visuomotores hacen interfaz con aspectos más generales de la cognición. Aún queda mucho por comprender sobre cómo el cerebro permite que la información sea incorporada y distribuida a lo largo de sus diversos circuitos neuronales.

El sistema de neuronas en espejo está compuesto por estructuras tales como la corteza premotora, el lóbulo parietal inferior, el surco temporal superior, los núcleos amigdaloides y la ínsula.

---

175. Reeve (2012). Self-determined, but not non-self-determined, motivation predicts activations in the anterior insular cortex: an fMRI study of personal agency *Woogul Lee Department of Psychological and Quantitative Foundations*, University of Iowa, Iowa City, IA, USA.
176. Fiorillo CD, Tobler CD, Schultz W. 2003. Discrete coding of reward probability and uncertainty by dopamine neurons. *Science* 299:1898–902
177.Rizzolatti R, & Craighero, L. (2004). The mirror-neuron system. *Annual Review of Neuroscience, 27*, 169–192.

El sistema de neuronas en espejo se ve activado no solo durante la percepción y desempeño de acciones, sino que también es sensible al aprendizaje y la experiencia, con acciones más familiares llevando a un involucramiento más fuerte.

El aprendizaje motor secuencial se refiere al proceso mediante el cual una secuencia de movimientos es ejecutada con mayor precisión, rapidez y efectividad a lo largo del tiempo, mientras que el aprendizaje observacional motor secuencial describe cómo secuencias de movimiento pueden ser aprendidas al observar las acciones de otros.

Si bien gran cantidad de estudios han examinado el sistema de neuronas en espejo para investigar sobre el aprendizaje motor observacional, hoy en día se piensa que vitales contribuciones para este aprendizaje son hechas por otras áreas motoras, así como el sistema de recompensa, el control ejecutivo y la memoria.

Sueño

Se piensa que el sueño provee condiciones óptimas para una efectiva consolidación y estabilización de las memorias, así como su integración en la memoria a largo plazo.

La idea de que el sueño puede tener una función cognitiva se plantea desde al menos el tiempo de Freud con su análisis del sueño.

Existe el sueño REM y no REM. El sueño REM (Rapid Eye Movement) no solo se asocia con los sueños sino también con el aprendizaje y la memoria.

Al parecer el sueño REM permite la consolidación de memorias y la eliminación de memorias innecesarias, ya que la consolidación de memorias recae sobre transmisión sináptica aumentada y eventualmente densidad sináptica aumentada, mismos procesos que los de un cerebro en desarrollo. Esto sugiere que existe sustancial plasticidad incluso en la edad adulta.

El sueño no REM facilita predominantemente el aprendizaje declarativo, mientras el sueño REM se asocia más a aprendizaje de procedimientos.[178]

Sueños de ondas cortas

El sueño de ondas cortas ocurre durante las fases 2 y 3 de NREM en la primera mitad de la noche y resulta importante para la consolidación de memorias declarativas de eventos dependientes del hipocampo.

Sueño REM

El sueño REM es importante para la consolidación de memorias no declarativas, emocionales y de procedimientos.[179] El sueño REM también es importante para la formación de memorias de procedimientos, *mirror tracing* (aprender al observarse a sí mismo a través de un espejo), *priming* (aprendizaje sobre situaciones y posibles recompensas) y memoria implícita.[180,181]

Sueño no REM

El sueño no REM lleva a debilitamiento de conexiones sinápticas como parte de un proceso homeostático mientras ocurre la consolidación de otras sinapsis mediante la reactivación de actividad neuronal relacionada al estado de vigilia. Esto ocurre con particular importancia en el hipocampo y la neocorteza.[182]

178. Plihal W, Born J, "Effects of early and late nocturnal sleep on declarative and procedural memory", *Journal of Cognitive Neuroscience*, vol. 9, no. 4, pp. 534–547, 1997.

179. Ackermann S, Rasch B (2014). Differential effects of non-REM and REM sleep on memory consolidation? *Current neurology and neuroscience reports*, 14(2), 1-10.

180. Plihal W, Born J. Effects of early and late nocturnal sleep on declarative and procedural memory. *J Cogn Neurosci*. 1997;9: 534–47.

181. Plihal W, Born J. Effects of early and late nocturnal sleep on priming and spatial memory. *Psychophysiology*. 1999;36:571–82.

182. Ramanathan DS, Gulati T, Ganguly K, "Sleep-dependent reactivation of ensembles in motor cortex promotes skill consolidation", *PLoS Biology*, vol. 13, no. 9, Article ID e1002263, 2015.

La integración de información espacial con memoria emocional se plantea ocurre durante el sueño no REM, donde existe una reproducción coordinada de la actividad hipocampal y amigdalina que ocurrió durante el aprendizaje.[183]

Sueño de ondas lentas

Ocurre durante la primera mitad de la noche. Su presencia es beneficiosa para la consolidación de memorias declarativas de eventos (memoria episódica) así como hechos (memoria semántica). Ejemplos de memoria declarativa que se benefician de los sueños de ondas lentas incluyen listas de palabras, pares de palabras y/o localizaciones espaciales.[184]

Espigas de sueño y aprendizaje

Las espigas de sueño son elementos típicos del sueño no REM y la transición hacia sueño REM. Estos han mostrado estar involucrados en la consolidación de nuevas memorias, en particular aquellos que ocurren en la transición hacia sueño REM.[185]

En 2000, Sejnowski y Destexhe hipotetizan que las espigas de sueño podrían contribuir al aprendizaje mediante la activación de influjos de calcio a las neuronas piramidales de la neocorteza, lo cual tiene un efecto benéfico para los procesos neuroplásticos.[186] Las espigas de sueño podrían ser responsables de transformar

183. Girardeau G, Inema I, Buzsáki G: Reactivations of emotional memory in the hippocampus-amygdala system during sleep. *Nat Neurosci*. 2017; 20(11): 1634–42.
184. Plihal W, Born J. Effects of early and late nocturnal sleep on declarative and procedural memory. *J Cogn Neurosci*. 1997;9: 534–47.
185. Watts A, Gritton HJ, Sweigart J, Poe GR, "Antidepressant suppression of non-REM sleep spindles and REM sleep impairs hippocampus-dependent learning while augmenting striatum-dependent learning", *Journal of Neuroscience*, vol. 32, no. 39, pp. 13411–13420, 2012.
186. Sejnowski TJ, Destexhe A, "Why do we sleep?" *Brain Research*, vol. 886, no. 1-2, pp. 208–223, 2000.

procesos de plasticidad sináptica primarios en formas más permanentes al promover plasticidad estructural.[187]

Un dato curioso es que los pájaros, criaturas en las que se ha observado ciclos de sueño REM y no REM, así como aprendizaje facilitado por sueño, no presentan espigas de sueño.[188]

Espinas dendríticas y aprendizaje

Es concebible que el componente del aprendizaje asociado al sueño sea mediado, al menos parcialmente, por la formación de nuevas espinas dendríticas, sitios de recepción de conexiones neuronales. El crecimiento de dichas espinas puede ser promovido por espigas de iones calcio a nivel de las dendritas, así como los flujos en dichas espinas dendríticas dada por los canales tipo L de iones calcio.[189,190]

Sistema mentalizador

Se refiere a otra red dentro del cerebro, la cual está dedicada a hacer inferencias sobre lo que otra persona puede estar pensando, recordando en cuanto a experiencias previas y conocimiento social detallado para una compleja representación sociocognitiva. Este sistema a menudo funciona en conjunto con el de neuronas en espejo.

El sistema mentalizador se suele subdividir en subsistemas ventral y dorsal, los cuales tienen roles ligeramente distintos. El subsistema dorsal incluye la corteza anterior del cíngulo dorsal, corteza prefrontal medial, precúneos y polos temporoparietales.

187. Ulrich D. (2016). Sleep spindles as facilitators of memory formation and learning. *Neural plasticity*, 2016.

188. Vorsterand AP, Born J, "Sleepandmemoryinmammals,birds and invertebrates", *Neuroscience and Biobehavioral Reviews*, vol. 50, pp. 103–119, 2015.

189. Cichon J, Gan W.-B, "Branch-specific dendritic Ca2+ spikes cause persistent synaptic plasticity", *Nature*, vol. 520, no. 7546, pp. 180–185, 2015.

190. Pérez-Garci E, Larkum ME, Nevian T, "Inhibitionof dendritic Ca2+ spikes by GABAB receptors in cortical pyramidal neurons is mediated by a direct Gilo/b-subunit interaction with Cav1 channels", *The Journal of Physiology*, vol. 591, no. 7, pp. 1599–1612, 2013.

Estas redes se ven involucradas cuando a partir de información abstracta sobre una tercera persona se debe realizar inferencias sociocognitivas.

La subred localizada en el área ventral está compuesta de la corteza ventral anterior del cíngulo, corteza prefrontal medial, territorios mediales del lóbulo temporal y está involucrada en la inferencia de información acerca de procesos psicológicos internos.

Tanto el sistema de neuronas en espejo como el sistema mentalizador comparten información durante el procesamiento sociocognitivo. **Algunos autores proponen que estos sistemas tienen una relación jerárquica, siendo primero activado el sistema de neuronas en espejo y posteriormente el sistema mentalizador.**[191]

Las emociones pueden ser compartidas entre individuos mediante los sistemas de neuronas en espejo y el sistema mentalizador.

Tecnologías

Las tecnologías han cambiado la manera cómo pensamos y usamos nuestro cerebro, el cual está siendo recableado para afrontar flujos instantáneos de procesamiento de información debido a la conectividad con el internet, celulares, *email*, etc. El internet está haciendo a nuestro cerebro mejor en escanear y valorar rápidamente información, **pero disminuyendo su capacidad para maximizar memoria, concentración sustentada y reflexión** (Carr, 2010)

---

191. Barrett, L. F., Satpute, A. B. (2013). Large-scale brain networks in affective and social neuroscience: Towards an integrative functional architecture of the brain. *Current Opinion in Neurobiology, 23*(3), 361–372.

Inteligencia

Gardner, en 1983, propuso su teoría de inteligencias múltiples donde clasificaba esta en inteligencia lingüística, lógica-matemática, espacial, corporal-kinestésica, musical, interpersonal, intrapersonal y naturalista. Gardner reconocía que diferentes áreas del cerebro eran responsables de diferentes competencias.

Aquí una breve descripción de cada una de ellas:

- **Inteligencia lingüística**: la habilidad para aprender el lenguaje, hablarlo y escribirlo.

- **Inteligencia lógica-matemática**: la habilidad para resolver problemas lógicos, matemáticos y realizar análisis e investigación científica.

- **Inteligencia musical**: la habilidad para tocar instrumentos musicales, componer y apreciar la música.

- **Inteligencia corporal-kinestésica**: la habilidad para usar todas las partes del cuerpo.

- **Inteligencia espacial**: la habilidad para visualizar y manipular objetos en el espacio.

- **Inteligencia interpersonal**: la habilidad para trabajar en equipo.

- **Inteligencia intrapersonal**: la habilidad para entenderse a uno mismo y utilizar aquella información efectivamente en la vida.

- **Inteligencia naturalista**: la habilidad para reconocer y clasificar el mundo vivo.

Cabe recalcar que algunas inteligencias tales como la musical, corporal-kinestésica e intrapersonal no son medidas en los tests tradicionales de IQ.

Áreas verdes y desarrollo infantil

Se ha mostrado que entornos con áreas verdes se han asociado con mayores puntajes en el coeficiente intelectual de los niños. Esto comienza a afectar desde la etapa prenatal. Uno de los mecanismos propuestos es cambios en la metilación del ADN mediante procesos epigenéticos, por ejemplo, en el gen CNP (cg04720477) el cual cabe recalcar que en personas con esquizofrenia[192] tiene poca expresión, así como en pacientes con depresión,[193] se ha mostrado que cuando hay abundancia de áreas verdes reduce la metilación de este gen, aumentado la expresión de proteínas que este codifica. Por este motivo se exhorta a la planificación urbana con adecuadas áreas verdes para el óptimo desarrollo infantil.[194]

Otros beneficios de contar con áreas verdes en zonas residenciales es que disminuye la cantidad de toxinas en el entorno, así como su exposición a las mismas,[195] ruido,[196] aumenta

192. Peirce, T.R.; Bray, N.J.; Williams, N.M.; Norton, N.; Moskvina, V.; Preece, A.; Haroutunian, V.; Buxbaum, J.D.; Owen, M.J.; O'Donovan, M.C. Convergent evidence for 2′,3′-cyclic nucleotide 3′-phosphodiesterase as a possible susceptibility gene for schizophrenia. *Arch. Gen. Psychiatry* 2006, 63, 18–24.
193. Rajkowska, G.; Mahajan, G.; Maciag, D.; Sathyanesan, M.; Iyo, A.H.; Moulana, M.; Kyle, P.B.; Woolverton, W.L.; Miguel-Hidalgo, J.J.; Stockmeier, C.A.; et al. Oligodendrocyte morphometry and expression of myelin–Related mRNA in ventral prefrontal white matter in major depressive disorder. *J. Psychiatr.* Res. 2015, 65, 53–62.
194. Lee, K. S., Kim, B. N., Cho, J., Jang, Y. Y., Choi, Y. J., Lee, W. S., ... & Hong, Y. C. (2021). Associations between surrounding residential greenness and intelligence quotient in 6-year-old children. *Science of the Total Environment*, 759, 143561.
195. Cilluffo, G.; Ferrante, G.; Fasola, S.; Montalbano, L.; Malizia, V.; Piscini, A.; Romaniello, V.; Silvestri, M.; Stramondo, S.; Stafoggia, M.; et al. Associations of greenness, greyness and air pollution exposure with children's health: A cross-sectional study in Southern Italy. Environ. *Health* 2018, 17, 1–12.
196. Dzhambov, A.M.; Markevych, I.; Lercher, P. Associations of residential greenness, traffic noise, and air pollution with birth outcomes across Alpine areas. *Sci. Total Environ.* 2019, 678, 399–408.

los niveles de actividad física,[197] además de aumentar la cohesión social.[198]

Limitaciones de la Neurociencia

Los mecanismos mediadores del aprendizaje asociativo y la memoria deben ser capaces de codificar los intervalos entre eventos de una manera computacionalmente accesible para la conciencia. No existen hipótesis dominantes sobre cómo esto se logra a través de modificaciones en la transmisión sináptica.

La Neurociencia actual no nos presenta un mecanismo celular y molecular respecto a la codificación de los aprendizajes en las neuronas y mecanismos computacionales de estas.

197. Grigsby-Toussaint, D.S.; Chi, S.-H.; Fiese, B.H. Where they live, how they play: Neighborhood greenness and outdoor physical activity among preschoolers. *Int. J. Health Geogr.* 2011, 10, 66.
198. Wan, C.; Shen, G.Q.; Choi, S.J. Underlying relationships between public urban green spaces and social cohesion: A systematic literature review. *City Cult. Soc.* 2021, 24, 100383.

Lecturas recomendadas

Lectura comprensiva: una mirada multidimensional
(Varios autores)

Gimnasia cerebral aplicada en estrategias didácticas.
En busca del rendimiento académico
(Wildoro Ramírez Ramírez)